novum pro

Holger Gugg

HBN

Human Based Nutrition

novum pro

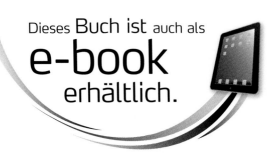

www.novumverlag.com

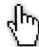

Bibliografische Information
der Deutschen Nationalbibliothek:

Die Deutsche Nationalbibliothek verzeichnet diese Publikation in der Deutschen Nationalbibliografie. Detaillierte bibliografische Daten sind im Internet über http://www.d-nb.de abrufbar.

Alle Rechte der Verbreitung, auch durch Film, Funk und Fernsehen, fotomechanische Wiedergabe, Tonträger, elektronische Datenträger und auszugsweisen Nachdruck, sind vorbehalten.

© 2014 novum publishing gmbh

ISBN 978-3-99038-144-1
Lektorat: Dr. phil. Ursula Schneider
Umschlagfoto:
Tatyana Kalmatsuy | Dreamstime.com
Umschlaggestaltung, Layout & Satz:
novum publishing gmbh
Innenabbildungen: Holger Gugg (19)

Die vom Autor zur Verfügung gestellten Abbildungen wurden in der bestmöglichen Qualität gedruckt.

Gedruckt in der Europäischen Union auf umweltfreundlichem, chlor- und säurefrei gebleichtem Papier.

www.novumverlag.com

Inhaltsverzeichnis

Zum Autor 15
Vorwort – Warum ein neues Ernährungssystem? . . . 17
**Überlegungen – Was gehört zu
einem vollständigen Ernährungskonzept?** 19
   Zielgruppe 19
   Regeln, aber keine zu starren Vorgaben! 20
   Der gesundheitliche Aspekt 21
   Der Leistungsaspekt 21
   Over 40 22

HBN – Die Basis 23
**Zirkadiane Rhythmik –
24-Stunden-Rhythmus des Menschen** 25
   Was ist die zirkadiane Rhythmik? 25
   Hormone und zirkadiane Rhythmik 27
Schlaf – Der unterschätzte Wachstumsfaktor 31
   Warum schlafen? 31
   Wie viel Schlaf ist optimal? 32
   Ernährung und Schlaf 33
   Hormonelle Gegebenheiten 34
   Schlaf und Stoffwechselkrankheiten 35
   Sport und Schlaf 35
Frauen und HBN 37
   Ein grober Fehler 37
   Unterschiede zwischen Frauen und Männern 37
   Östrogen – Das weibliche Hormon 39
   Progesteron – Das zweite Hormon im Bunde 41
   Menstruation 42
   Zyklusbedingte Auswirkungen auf Sport 43
   Testosteron und Frauen 43
   Hormonelle Veränderungen bei Frauen
   in Verbindung mit Sport 45

Was ist mit Fasten? –
„Intermittent Fasting" für HBN? 50

Theoretische Beweggründe
für „Intermittent Fasting" 50

Das schreibt Wikipedia
zu intermittierendem Fasten (EOD): 50

Drei Modelle 52

„Eat Stop Eat" 52

„Leangains" 52

„Warrior-Diet" 52

Kritik der drei Modelle 53

HBN – Die Praxis 57

Bestimmung des Kalorienbedarfs 59

Notwendigkeit 59

Bestimmung 59

Pauschaler Nonsens 59

50:50 ist mir zu wenig 60

Proteinaufnahme nach HBN 62

Bestimmung des Proteinbedarfs 62

Auswahl geeigneter Proteinträger 64

Kohlenhydrataufnahme nach HBN 68

Der glykämische Index/Die glykämische Last 68

Glykämischer Index (GI) 68

Glykämische Last (GL) 69

Fettsäureaufnahme nach HBN 70

Einteilung und Gewichtung der Fettsäuren 70

Omega 6 zu Omega 3 – Das Verhältnis entscheidet . . . 71

Frühstück – Die wichtigste Mahlzeit des Tages –
oder etwa nicht? 74

Die Cortisol Problematik 74

Exkurs Cortisol 74

Frühstück bei erhöhtem Cortisol-Aufkommen 80

Frühstück bei normalem Cortisol-Aufkommen 82

Ghrelin – Signalgeber für Appetit 82

Die richtige Taktik 85

Frühstück bei morgendlichem Training 86

Workout-Nutrition 87

Gruppierungen nach HBN 87

PRE-Workout-Nutrition 89

Morgendliche Trainingseinheiten 89

Anaerobes Training (Körperfettreduzierung, Leistungs-
steigerung, Muskelerhalt und Muskelaufbau) 89

Aerobes Training zur Körperfettreduzierung 90

Intervalltraining 90

Aerobes Training zur Leistungssteigerung 91

Trainingseinheiten während des Tages 92

Aerobes Training zur Körperfettreduzierung
und Intervalltraining 92

Aerobes Training zur Leistungssteigerung 92

Anaerobes Training zum Muskelaufbau
und zur Leistungssteigerung 92

Anaerobes Training zur Körperfettreduzierung
und zum Muskelerhalt 94

Sonderform – Einsatz anaboler Hormone 95

INTRA-Workout-Nutrition 96

Aerobes und anaerobes Training
zur Leistungssteigerung 96

Sonstige Betätigungsvarianten 97

POST-Workout-Nutrition 98

Intervalltraining, Aerobes Training
zur Körperfettreduzierung 98

GLUT-4 – Vorüberlegung für
andere Betätigungsvarianten – Teil 1 99

AMPK – Vorüberlegung für
andere Betätigungsvarianten – Teil 2 100

1. POST-Workout-Shake 103

2. POST-Workout-Mahlzeit 104

Aerobes Training zur Leistungssteigerung 105

Anaerobes Training zum Muskelaufbau
und zur Leistungssteigerung 106

Anaerobes Training zur Körperfettreduzierung
und zum Muskelerhalt 106

7

Bestimmung der Kohlenhydratmenge
für die POST-Workout-Nutrition 106

   1. Leberglykogenkapazität 107

   2. Muskelmasse: 107

   3. Verbrauchtes Glykogen 109

   4. Festlegung der notwendigen Kohlenhydratmenge ... 111

Kalorien, Nährstoffe und deren Gewichtung 113

Anaerobes Training zum Muskelaufbau
und zur Leistungssteigerung 113

Aerobes Training zur Leistungssteigerung 113

Trainingstag 113

   Kalorische Basis 113

   Hyperkalorisch! 113

   Kalorische Zugabe 114

   Nährstoffe und Gewichtung beispielhaft dargestellt 114

Trainingsfreier Tag 115

   Kalorische Zugabe 115

   Nährstoffe und Gewichtung 115

Anaerobes Training zur Körperfettreduzierung
und zum Muskelerhalt 117

Aerobes Training zur Körperfettreduzierung
und Intervalltraining 117

Trainingstag 117

   Kalorische Basis 117

   Hypokalorisch! 117

   Anaerobes Training zur Körperfettreduzierung
   und zum Muskelerhalt 117

   Aerobes Training zur Körperfettreduzierung
   und Intervalltraining 118

Trainingsfreier Tag .... , ... 118

   Kalorische Basis ...... , ... 118

   Hypokalorisch! 118

   Nährstoffe und Gewichtung 118

Mahlzeitenhäufigkeit nach HBN 121

Bisheriger Kenntnisstand 123

Theorie hinter der Mahlzeitenhäufigkeit 123

Verwirrende Studien 123

Praktikabilität 123

Vorgabe nach HBN 124

Mahlzeiten 124

Aufteilung der Proteinaufnahme 124

Letzte Mahlzeit des Tages 124

Mikronährstoffversorgung nach HBN 127

Vitamine 129

Was sind Vitamine? 129

Eigensynthese? 129

Unterscheidung 129

Versorgung 129

Erhöhter genereller Bedarf 130

Erhöhter Bedarf bei Sportlern? 130

Ist eine Supplementierung nötig? 131

Welche Vitamine für welchen Zweck? 133

Leistungssteigerung durch Vitamine? 134

Lebensmittel für die Vitamin-Versorgung nach HBN ... 135

Empfohlene Vitamin-Ergänzungen für HBN 136

Mineralstoffe 137

Säure-Basen-Haushalt 137

Sonstige Funktionen 138

Flüssigkeitsbedarf nach HBN 139

Funktionen von Wasser 139

Ausgeglichene Wasserbilanz 139

Aufnahme 139

Ausscheidung 139

Was beeinflusst den Flüssigkeitsbedarf? 140

Flüssigkeitsmangel 140

Flüssigkeitsmangel und Leistungsminderung 140

Symptome eines Flüssigkeitsmangels 140

Schweißverluste und Mineralstoffe 141

Wie funktioniert die Aufnahme von Flüssigkeit? ... 142

Magenentleerung 142

Temperatur 143

Fruchtsäfte 143

Absorption 143

Unterschiede bei der Absorption von Flüssigkeiten ... 144

Hypotone Getränke 144

Isotone Getränke 144

Hypertone Getränke 144

Alkoholische Getränke 145

Elektrolyte und Leistung 146

Überversorgung mit Elektrolyten allgemein 146

Überversorgung mit Kalium 146

Natrium 146

Cheating-Days und HBN 149

Wann sind Cheating-Days sinnvoll? 151

1. Der metabolische Aspekt 151

2. Der psychologische Aspekt 152

Wie gestalten sich Cheating-Days? 153

HBN Advanced 155

Vorwort 157

Einsatz von Nahrungsergänzungen

PRE-Workout 158

Warum eine PRE-Workout-Supplementierung? 158

Aminosäuren und Derivate 159

BCAA – branched-chain-amino-acids

(verzweigt-kettige-Aminosäuren) 159

Spezifische Aminosäuren 160

Leucin 160

Tyrosin 161

Taurin 161

Arginin 162

NO-Booster 163

Ornithin 163

Citrullin Malat 164

Nitrat 165

Glutamin 166

Beta-Alanin 167

Kreatin 168

Carnitin 171

GPLC 172

Stimulanzien 173

Koffein . . . . .̇ 173

Guarana 175

Synephrin 176

Testosteron-Booster 176

HMB 177

Die optimale PRE-Workout-Kombination
nach HBN 178

Anaerobes Training zum Muskelaufbau
und zur Leistungssteigerung 178

Anaerobes Training zur Körperfettreduzierung
und zum Muskelerhalt 178

Aerobes Training zur Leistungssteigerung 179

Intervalltraining 180

Aerobes Training zur Körperfettreduzierung
und zum Muskelerhalt 180

**Einsatz von Nahrungsergänzungen
POST-Workout (PWO)** 181

Kreatin 181

Elektrolyte 181

Ausdauersportarten 182

Kraftsportarten und kurze Cardioeinheiten
bis 60 Minuten 182

Vitamine, Spurenelemente und weitere Mineralien . . . 183

Aminosäuren 185

Insulinogene und
Insulin-sensibilisierende Substanzen 185

Charantin und Polypeptide P
(Bittermelonen-Extrakt) 186

4-Hydroxy-Isoleucin (Fenugreek-Extrakt) 188

Methyl-Hydroxy-Chalcone Polymer –
MHCP (Zimt-Extrakt) 188

Pinitol 189

Chrom 189

HCA 190

Phosphatidylserin 190

Die optimale POST-Workout-Kombination
nach HBN 191

Anaerobes Training zum Muskelaufbau
und zur Leistungssteigerung 191

Anaerobes Training zur Körperfettreduzierung
und zum Muskelerhalt 191

Aerobes Training zur Leistungssteigerung 191

Aerobes Training zur Körperfettreduzierung 192

Intervalltraining 192

HBN OVER 40 195

Die Theorie hinter dem Altern 197

Warum das alles – Theorie der Hormone 197

Warum das alles – Theorie der Genetik 198

Warum das alles – Theorie der Telomere 198

Warum das alles – Theorie freier Radikale 198

Was wir selbst in der Hand haben 200

Womit sind wir im Alter konfrontiert? 201

**Anpassungen, die mit dem Alter
notwendig werden** 202

1. Gezielter, begrenzter Einsatz
von Kohlenhydraten . . . . , . . 202

2. Gezielte Aufnahme von Fettsäuren 202

3. Angepasste Aufnahme
bei Protein und Aminosäuren 202

4. Angepasste Aufnahme
hochglykämischer Kohlenhydrate 203

5. Vitamine und Antioxidantien 203

6. Mineralstoffe 205

7. Gezielte Aufnahme von Aminosäuren 205
8. Kreatin 207
9. Phosphatidylserin 207
10. Coenzym Q10 208
11. Testosteron-Booster 208

Beispielplanung nach HBN 211
Fall 1 – Männlicher Athlet
mit Zielsetzung Muskelaufbau 213
Fall 2 – Weibliche Athletin mit Zielsetzung
Körperfettreduzierung und Muskelerhalt 217
Fall 3 – Männlicher Athlet OVER 40 mit Zielsetzung
Körperfettreduzierung und Muskelerhalt 221

Bonuskapitel – HBN und Training 227
Die beste Tageszeit für Workouts nach HBN 229
    Krafttraining und
    leistungsorientiertes Ausdauertraining 229
    Aerobes Cardiotraining und Intervalltraining
    zur Körperfettreduzierung 231
    Mythen um Cardiotraining 231
    Empfehlung 231
    Wann ist die beste Trainingszeit? 232
        Morgens trainieren 232
        Cardiotraining vor dem Krafttraining 232
        Cardiotraining zwischen dem Krafttraining 233
        Cardiotraining nach dem Krafttraining 233
        Cardiotraining an Tagen ohne Krafttraining 233
Quellenverzeichnis 234

Zum Autor

Meine sportliche Laufbahn begann sehr früh. Mit 10 Jahren besuchte ich bereits die Karate-Kurse eines ortsansässigen Dojos. Für die ländliche Gegend, der ich entstamme, war dies schon eine große Ausnahme – ein Junge in meinem Alter, der *nicht* Fußball spielte. Leider wurde die Jugendgruppe einige Jahre später aufgelöst und ich stand für kurze Zeit ohne Sport da, bis ich die Einladung eines Freundes (zu dieser Zeit schon aktiver Bodybuilder) annahm und diesen in sein Fitnessstudio begleitete.

Seit diesem Tag, der zum Zeitpunkt der Erstellung von HBN etwa 18 Jahre zurückliegt, war für mich klar, dass ich mich dem Kraftsport widmen möchte, nicht ahnend, welches Ausmaß das Ganze annehmen würde. Persönlichkeitsmerkmale wie Durchhaltevermögen, Disziplin und Ehrgeiz, deren es bedarf, um im Bodybuilding erfolgreich zu sein, zählten damals schon zu meinen Stärken und waren auch der Grund dafür, dass ich versuchte, mir mit Beginn meiner neuen sportlichen Karriere alles zum Thema Sporternährung und Training anzueignen, was es zu wissen gab. Erste Fachlektüre und natürlich Magazine wie Flex, Muscle & Fitness oder Sport Revue zählten zu meinem Repertoire, bis ich mich vor etwa 10 Jahren dazu entschloss, meine erste sportliche Qualifikation als „Fitness Trainer" in Angriff zu nehmen. Meine „Qualifikation auf dem Papier" habe ich im Laufe der letzten Jahre stetig ausgebaut und darf mich so inzwischen als Trainer für Sportrehabilitation, Trainer für Cardiofitness, Entspannungstrainer, Leistungssport-Bodytrainer, Gesundheitstrainer, Ernährungsberater, Personal-Trainer und Ernährungstrainer bezeichnen.

Mein eigentlicher Qualifikationsstand resultiert aber hauptsächlich aus der unermüdlichen Recherche zu allen Themen rund um Gesundheit und Sport, die seit jeher einen Teil meines Alltags bestimmen. Besonders das Thema Leistungs- und Gesundheitsernährung mit all seinen Facetten bezeichne ich inzwischen als mein Steckenpferd.

Ebenfalls vor etwa 10 Jahren hab ich BODY-COACHES ins Leben gerufen. Mein ursprüngliches Ziel war es, durch bestimmte Dienstleistungen in den Bereichen Ernährung und Training die Kosten meines eigenen Sports zu decken. Heute, viele Jahre später, hat sich BODY-COACHES zu einer Institution entwickelt, die in der Welt des Sports für viele sprichwörtlich dazugehört wie die „Butter aufs Brot".

Im Rahmen mehrerer Coaching-Programme betreue ich seit vielen Jahren leistungsorientierte Sportlerinnen und Sportler aus Bereichen wie Bodybuilding, Triathlon, Kampfsport und Wrestling. Gerade das sportartübergreifende Coaching, sprichwörtlich „über den Tellerrand hinauszublicken", zählt für mich zu den wichtigsten Aspekten. Auch Personen, die nicht an Höchstleistungen im Sport interessiert sind, dennoch aber ein Ziel verfolgen, welches man mit Ernährung und Sport erreichen kann, nehme ich gerne unter meine Fittiche.

Ein weiterer großer Teil meiner Arbeit ist die freiberufliche Autorentätigkeit. Ich schreibe HBN nicht als Neuling, sondern als mehrjähriger Autor von umfangreichen Artikeln zu den Themen Sporternährung, Gesundheit und Lifestyle.

In meiner Facebook-Community diskutiere ich gemeinsam mit mehreren Tausend Mitgliedern aktuelle Geschehnisse und Themen rund um Sport.

Natürlich blicke ich auch selbst bereits auf eine aktive Tätigkeit als Wettkampfbodybuilder zurück, die sich hauptsächlich in den Jahren 2007–2009 abgespielt hat. Die Erfahrungen dieser Jahre sind bis zum heutigen Tage unglaublich wichtig und geben mir die nötige Nähe und das nötige Verständnis für Athleten, die sich in einer Wettkampfsituation befinden.

HBN ist mein Vermächtnis an die Welt des Sports!

Vorwort – Warum ein neues Ernährungssystem?

Diese Frage haben sich sicher viele von Ihnen gestellt, als Sie von HBN erfahren haben.

Nun ist es so, dass ich im Laufe meiner sportlichen Laufbahn und vor allem im Laufe der Tätigkeit als Nutrition-Coach so ziemlich jedes Ernährungssystem kennengelernt habe.

Einige davon schlagen einen sehr einseitigen Weg ein, indem bestimmte Makronährstoffe komplett gestrichen werden (ketogene Diät), andere wiederum verzichten auf tierische Lebensmittel (Vegetarismus) oder weisen besonders auf den Verzehr bestimmter Lebensmittel hin, deren Kombination sehr vielversprechend erscheint (mediterrane Ernährung).

Es gibt rein kraftsport-spezifische Ernährungsformen, die den Verzehr von Kohlenhydraten in erheblicher Menge zu bestimmten Zeitpunkten als nötig ansehen (Carb-Backloading), aber auch solche, bei denen Kohlenhydrate nur einen zweitrangigen Stellenwert einnehmen (Metabole Diät).

Wieder andere Systeme schlagen aberwitzige Rezepte vor, deren Verwirklichung zum einen eine Ausbildung als Koch und etwa 3 Stunden täglich an Zeit erfordert, dann aber sehr schmackhaft zum Ziel führt (Dukan Diät).

Manche Ernährungsformen nehmen auf die Auswahl der Makronährstoffe an sich große Rücksicht und befassen sich auch mit wichtigen Themen wie dem nötigen Proteinbedarf und der Fettsäuregewichtung. Andere hingegen lassen dieses Thema komplett außen vor.

Bei bestimmten Ernährungsformen darf man so viel essen, wie man möchte, andere sagen „FdH" (Friss die Hälfte), geben strikte Kalorienbeschränkungen vor oder fordern uns zum Punktezählen auf (Weight Watchers).

Letztlich gibt es auch bei der Zielsetzung einer Ernährungsform die unterschiedlichsten Ansätze, wie beispielsweise eine Senkung des Cholesterin-Aufkommens, die Reduktion von Körperfett oder aber die sportartspezifische Leistungssteigerung.

Alles in allem habe ich mit dieser Einleitung nur eine kleine Auswahl des breiten Angebots angeführt, aus welchem sich die interessierte Person nun ihren Favoriten in Sachen Ernährungssystem aussuchen soll. Meistens werden derartige Entscheidungen über Empfehlungen von Verwandten oder Bekannten getroffen, bei denen eine bestimmte Diät schon zum Erfolg geführt hat.

Meine Motivation zur Erstellung eines neuen Ernährungskonzepts mit dem Namen HBN (Human Based Nutrition) stammt daher, dass ich von keinem der eben genannten Beispiele behaupten kann, dass sie mich ganzheitlich oder nahe zu 100 % überzeugen. Ich habe bereits mehrere Buchkritiken zu Ernährungsformen wie der anabolen Diät, der metabolen Diät oder Carb-Backloading verfasst. Geht man ins Detail, finden sich überall Ungereimtheiten und Fehler sowie Dinge, die entweder nicht oder falsch berücksichtigt wurden, wie beispielsweise hormonelle Gegebenheiten unseres Körpers. Einige der Modelle sind nur für ausgewählte Personenkreise durchführbar, d. h., die Zielgruppe ist sehr klein. In den meisten Fällen bleibt auch das Thema Alter unberücksichtigt, ganz zu schweigen von Unterschieden der Geschlechter, die eigentlich immer einer gesonderten Behandlung bedürfen.

Mit HBN werde ich versuchen, alles bisher Kritisierte aufzunehmen, zu verbessern und in meinem Konzept neu aufblühen zu lassen … HBN!

Das nun folgende Werk ist kein Buch mit einem umfassenden Rezepte-Teil. Vielmehr möchte ich Ihnen eine umfassende Anleitung geben, wie Sie als Individuum Ihre Ernährung optimal auf sich einstellen können.

Überlegungen –
Was gehört zu einem vollständigen Ernährungskonzept?

Zielgruppe

Ein Ernährungssystem, das für jeden Menschen Gültigkeit besitzt und bei jedem Menschen zum gewünschten Erfolg führt, wird es nie geben. Viel zu individuell sind wir Menschen als solche, sind die Anforderungen, denen wir gerecht werden müssen, und auch die Leistungen, die wir psychisch und physisch jeden Tag zu erbringen haben. Dann gibt es noch die Mitmenschen mit metabolischen Krankheiten und solche, die unter Behandlung mit bestimmten Medikamenten stehen, welche Einfluss auf den Stoffwechsel und/oder das Organ- bzw. Drüsensystem nehmen.

Dennoch – geht man an die Basis (Base) des Menschen (Human), finden sich bestimmte Gegebenheiten, die bei allen Menschen gleichermaßen ablaufen und die sich auch alle zu einem bestimmten Muster zusammenstricken lassen, welches dann Rückschlüsse auf die bestmögliche Ernährung zulässt.

Auch wenn ich selbst aus dem Leistungssport komme, werde ich HBN so gestalten, dass jeder Mensch, egal ob Sportler oder Nicht-Sportler, damit seine Ernährung in Richtung des gewünschten Zieles gestalten kann, sei es Leistungsverbesserung oder aber der Erhalt der Gesundheit. Besonders die Gesundheit ist es, die jedem von uns als teuerstes Gut am Herzen liegen sollte.

HBN macht keine größeren Abstriche und ist für jedermann (und jede Frau) interessant.

Regeln, aber keine zu starren Vorgaben!

Kalorienbedarf

Wenn es etwas gibt, das ich im Laufe meiner Tätigkeit als Ernährungs-Coach gelernt habe, dann die Tatsache, dass kein Mensch wie der andere ist. Insofern wird HBN Ihnen keine pauschalen Formeln zur Bestimmung Ihres Kalorienbedarfs liefern. Ich werde Ihnen jedoch aufzeigen, wie Sie für sich an diese Information herankommen, um dann individuell damit zu arbeiten.

Lebensmittelauswahl

Ich werde Ihnen keine expliziten Lebensmittel vorschreiben, die Sie essen müssen, werde aber Lebensmittel aufzählen, von denen ich eher abrate bzw. welche ich aufgrund bestimmter Eigenschaften empfehle. Wichtiger als die Auswahl der Lebensmittel an sich ist das richtige Timing (Nutrition Timing). Ein wirklich „schlechtes" naturbelassenes Lebensmittel gibt es in meinen Augen nicht.

Mahlzeitenhäufigkeit

Wie oft gegessen werden sollte, wird in der Welt der Sporternährung und besonders in Hinblick auf Vorgaben bei Adipositas breit diskutiert. Im Rahmen von HBN werde ich Ihnen meine Sichtweise in Bezug auf die Mahlzeitenhäufigkeit darlegen. HBN schreibt Ihnen **nicht** vor, dass Sie 6 Mal am Tag zu essen haben. Einige Mahlzeiten erfüllen jedoch ihren Zweck und sollten nicht ausgelassen werden.

Zeitliche Vorgaben

Ein Ernährungskonzept ist immer nur so gut, wie seine Umsetzbarkeit möglich ist.

Es gibt beispielsweise Konzepte, die sich mit allen Gegebenheiten des Menschen mehr oder weniger gut auseinandersetzen und dann zum Schluss kommen, dass ein Training und die entsprechende Ernährung dazu immer am Abend stattfinden müssen. Ganz schlecht sei es, mittags zu trainieren, und auch morgens wäre nicht optimal.

Juhu … schreien jetzt alle Schichtarbeiter und andere Personen, die abends arbeiten, wie z. B. in der Gastronomie. Für sie sind derartige Konzepte anscheinend nicht geschaffen. Viel schlimmer noch – diese vermitteln ein schlechtes Gefühl in der Magengegend, da man ja nun nicht zur optimalen Zeit trainieren und auch entsprechend die Ernährung dazu nicht optimal timen kann.

Meine Devise lautet:
Ein gutes Ernährungskonzept integriert sich in den Alltag und bestimmt ihn nicht!

Der gesundheitliche Aspekt

Wie bereits erwähnt, soll es bei allen leistungsbezogenen Feinheiten in HBN auch um das Thema Gesundheit gehen. Viele Ernährungskonzepte beschäftigen sich stark mit der optimalen Energiebereitstellung zum Training und dem besten Makronährstoffverhältnis.

Viel entscheidender – und das wird leider oftmals übersehen – ist es jedoch, von Grund auf eine ausreichende Versorgung mit Mikronährstoffen zu gewährleisten. Sie sind es, die unseren Körper funktionell und enzymatisch (nicht energetisch) am Laufen halten. HBN wird diesen Punkt nicht übersehen!

Der Leistungsaspekt

Wenn es um das Thema Leistungsernährung geht, muss man sich darüber im Klaren sein, dass Sport nicht gleich Sport ist und dass nicht nur der Umfang, sondern auch die Art der sportlichen Betätigung völlig unterschiedliche Bedürfnisse auf den Plan ruft. Ich werde auch hier bei HBN auf die Basis zurückgehen und das Thema Sport in aerobe und anaerobe Aktivitäten unterteilen. Auch wenn man diese Unterscheidung nicht zu 100 % treffen kann und nie *nur* Fett oder *nur* Kohlenhydrate verstoffwechselt werden, neigt dennoch jede Belastungsart zu einem bevorzugten Energiesubstrat, dessen Bereitstellung wichtiger ist als die Verfügbarkeit seines Gegenübers.

Over 40

Letztlich werde ich in HBN ein Kapitel mit dem Namen HBN – Over 40 einbauen, um auch der wachsenden Zielgruppe der älteren Gesellschaft endlich Anpassungen mit auf den Weg zu geben, die mit dem Altern nötig werden.

HBN – Die Basis

Zirkadiane Rhythmik – 24-Stunden-Rhythmus des Menschen

Was ist die zirkadiane Rhythmik?

Die Tatsache, dass wir jeden Abend müde werden, nachts schlafen und morgens zu einer bestimmten Zeit wieder erwachen, ist kein Zufall. Letztlich müssen wir uns alle der sog. zirkadianen Rhythmik unterwerfen.

Die zirkadiane Rhythmik bezeichnet endogene (körpereigene) Rhythmen mit einer Periodenlänge von 22–25 Stunden. Die mit der Eigenrotation der Erde wechselnde Beleuchtungsintensität unserer Atmosphäre stellt die Grundlage der zirkadianen Rhythmik dar. Sie führt zur rhythmischen Transkription von „Uhr-Genen".

Physiologische Prozesse in Relation zum 24-Stunden-Rhythmus

02.00 Uhr	Tiefster Schlaf
04.30 Uhr	Niedrigste Körpertemperatur
06.45 Uhr	Stärkster Anstieg des Blutdrucks
07.30 Uhr	Melatoninfreisetzung wird beendet
09.00 Uhr	Höchste Testosteronfreisetzung
10.00 Uhr	Höchste Wachsamkeit
14.30 Uhr	Beste Koordination
15.30 Uhr	Schnellste Reaktionszeit
17.00 Uhr	Größte kv-Effizienz und Muskelkraft
18.30 Uhr	Höchster Blutdruck
19.00 Uhr	Höchste Körpertemperatur
21.00 Uhr	Melatoninfreisetzung setzt ein
22.30 Uhr	Darmbewegung wird unterdrückt

Darstellung 24-Stunden-Rhythmus

Synchronisation

Durch äußere Reize passt sich der zirkadiane Rhythmus an einen 24-Stunden-Zyklus an. Dieser Vorgang nennt sich „Synchronisation". Visuelle Einrichtungen nehmen den Sonnenstand auf und dienen als Zeitgeber. Geringe Relevanz besitzen die Außentemperatur oder aber soziale Reize, wie beispielsweise der heiß geliebte Wecker. Ohne Relevanz sind hingegen der vorherrschende pH-Wert oder die vorherrschende Körpertemperatur.

Beeinflussung

Der zirkadiane Rhythmus beeinflusst die Herzfrequenz, den Schlaf-Wach-Rhythmus, den Blutdruck, die Körpertemperatur, den Energiestoffwechsel sowie die Produktion von Nebennierenhormonen wie z. B. Cortisol, oder aber von der Hirnanhangdrüse beeinflusste Hormone, wie z. B. Testosteron.

Unterscheidung in Chronotypen

Innerhalb der zirkadianen Rhythmik unterscheidet man beim Menschen grundsätzlich zwei Chronotypen.

EULEN gehen spät schlafen und stehen dafür später wieder auf.

LERCHEN gehen früh schlafen und stehen dafür auch früh wieder auf.

Diese Unterscheidungen in den Bevölkerungsgruppen sind auf genetische Prädisposition zurückzuführen. Je nach Chronotyp lassen sich mit Veränderung des Tagesverhaltens Verbesserungen der Gesundheit und der Leistung erreichen.

Hormone und zirkadiane Rhythmik

Entscheidend für HBN ist die Tatsache, dass die Syntheseverläufe von Hormonen der zirkadianen Rhythmik unterliegen.

Testosteron

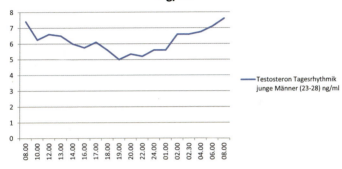

Darstellung Synthese Testosteron junge Männer

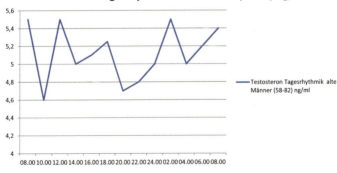

Darstellung Synthese Testosteron ältere Männer

Der Testosteronspiegel steigt im Laufe der Nacht an und fällt dann im Laufe des Tages mit einer kleinen Spitze gegen 11 und 17 Uhr ab, bis er gegen 19.30 Uhr seinen Tiefstand erreicht.

Der Testosteronspiegel ist morgens höher als am Abend.

Ab etwa 18.00 Uhr ist mit einem signifikanten Abfall zu rechnen.

Cortisol
Der Cortisolspiegel ist nach dem Aufwachen am höchsten und fällt dann im Laufe des Tages immer weiter ab.

Der Cortisolspiegel ist morgens am höchsten.

Etwa 5 Stunden nach dem Aufwachen ist nur noch mit einem geringen Aufkommen zu rechnen.

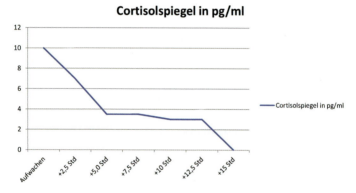

Darstellung Synthese Cortisol

Wachstumshormon

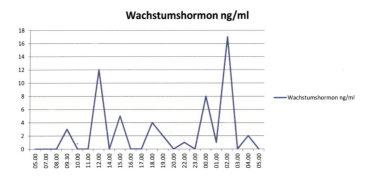

Darstellung Synthese Wachstumshormon

Wachstumshormon ist besonders nachts aktiv und erreicht etwa gegen 02.00 Uhr morgens seinen Höchststand. Untertags ergeben sich leichte Spitzen mittags und am Vorabend.

Morgens ist der Wachstumshormonspiegel nicht signifikant erhöht.

Melatonin

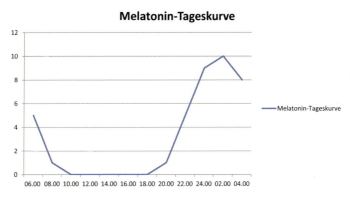

Darstellung Synthesekurve Melatonin

Melatonin ist rein nachtaktiv.

Ausbruch aus der zirkadianen Rhythmik
Schichtarbeit, immer weniger Stunden unter Tageslicht, aber auch nachts künstlich erzeugte Lichtreize führen dazu, dass wir immer mehr außerhalb unseres natürlichen zirkadianen Rhythmus existieren. Dieser Zustand macht der inneren Uhr enorm zu schaffen. Ess- und Schlafstörungen, Depressionen, Energielosigkeit, Leistungsabfall und Einschränkungen des Immunsystems können die Folge sein.

Resümee für HBN:
Ein Ernährungssystem muss sich an Konstellationen orientieren, die über die zirkadiane Rhythmik vorgegeben sind.

Schlaf – Der unterschätzte Wachstumsfaktor

… so lautete der Titel eines Fachartikels, den ich vor einiger Zeit verfasst habe. Einige der Inhalte sind für die Ausarbeitung von HBN von entscheidender Bedeutung, denn wenngleich wir nachts in der Regel nicht essen, sollte man den Faktor Schlaf dennoch in die Überlegungen zur bestmöglichen Ernährung bzw. zu einem gesunden, leistungsfähigen Lifestyle mit einbeziehen.

Warum schlafen?

Zu dieser Frage existieren derzeit mehrere Theorien.

Experten zufolge stellt Schlaf eine Möglichkeit dar, die Psyche zu reinigen, da wir zu dieser Zeit weniger Sinneswahrnehmungen von außen aufnehmen. Nachts scheint sich unser Körper auch wieder zu kalibrieren, zu „reseten".

Da die Verdauungstätigkeit nachts eher niedrig ist *(was aber nicht heißt, dass wir nachts nicht verdauen können)* und wir uns zudem nachts nicht stark körperlich betätigen, geben wir auch unserem Organsystem die Möglichkeit, sich zu regenerieren.

Auch das Nervensystem erfährt nachts eine Art Erholungseffekt. Neuronen können sich nachts reparieren und büßen so im Alltag nicht an Funktionalität ein.

Bestimmte Hormonkonstellationen sorgen nachts für erhöhte Proteinsynthese und verminderte Proteolyse, also für ein anaboles Milieu. Aufgrund der eingeschränkten Verdauung steht Blut nachts für die Muskelreparatur zur Verfügung. Im Klartext bedeutet dies, dass wir Muskeln tatsächlich im Schlaf aufbauen.

Letztlich gibt es Studien, die belegen, dass auch die Funktionalität des Immunsystems davon abhängt, ob wir ausreichend schlafen.

Fazit:
Wir sollten bei einem guten Ernährungssystem alles daransetzen, nächtliche Vorgänge nicht zu stören. Bereits jetzt steht fest, dass HBN nicht zu nächtlichen Snacks raten wird, um damit einen möglichen Katabolismus zu vermeiden.

Wie viel Schlaf ist optimal?

Zu dieser Frage gibt es keine klare Aussage. Fest steht, dass es ungesund ist, zu wenig, aber auch zu viel zu schlafen. Statistisch gesehen liegt die höchste Lebenserwartung bei 7 Stunden Schlaf pro Nacht. Unter 6, aber auch ab 9 Stunden pro Nacht stellen sich starke negative Auswirkungen ein. Man darf jedoch nicht davon ausgehen, dass es schon ungesund ist, an einzelnen Tagen nicht auf das Optimum zu kommen. Unser Körper verfügt über eine Art Schlaf-Akku und verzeiht so die ein oder andere Sünde. Außerdem kann er bei kurz andauerndem Schlafmangel mit Kompensierungsmaßnahmen, wie beispielsweise einer Verbesserung der Schlafqualität, reagieren. Je älter wir werden, desto weniger Schlaf brauchen wir übrigens, da sich ab etwa dem 40. Lebensjahr die Produktion von Melatonin verringert.

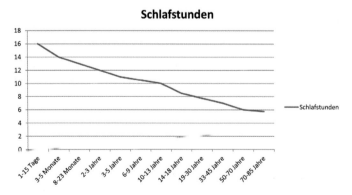

Darstellung Alter Schlaf

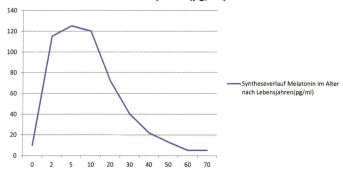

Darstellung Synthese im Alter Melatonin

Ernährung und Schlaf

Einfluss des Ernährungszustandes auf den Schlaf
Interessant für HBN ist, dass der Ernährungszustand Einfluss auf die Dauer des REM-Schlafs nimmt. Adipositas erhöht den Anteil, Anorexie (Magersucht) reduziert den Anteil. Extremes Fasten oder Hungern unterdrückt REM-Phasen und maximiert Wachphasen.

Unser Körper handelt bei Letzterem aus dem urzeitlichen Gedanken heraus, uns auf Futtersuche zu schicken. Aus diesem Grund wird hier auch die Aktivität des Orexin-Systems erhöht. Orexin ist mitunter verantwortlich für Wachheit.

Im stark hypokalorischen Zustand sinkt unser Schlafbedürfnis, im stark hyperkalorischen Zustand nimmt es zu!

Einfluss von Schlafmangel auf das Essverhalten
Es gilt als bewiesen, dass wir bei Schlafmangel mehr essen. Brondel et al stellten unter Schlafmangel bereits 2010 eine durchschnittliche Erhöhung der Kalorienaufnahme um 22 % fest.

Hormonelle Gegebenheiten

GABA, Serotonin, Melatonin
Wenn wir einschlafen, werden noradrenerge Systeme (Noradrenalin) unterdrückt, was einer Hemmung des sympathischen Nervensystems gleichkommt. Zuständig hierfür sind die Neurotransmitter GABA und Serotonin, welche beide zu dieser Zeit erhöht sind.

Gesteuert über nächtliche Dunkelphasen werden nachts immer Höchststände bei Melatonin produziert. Der normalen zirkadianen Rhythmik zufolge stoppt die Melatoninproduktion etwa gegen 07.30 Uhr wieder.

Cortisol
Langfristiger Schlafmangel stört das normale Sekretionsmuster von Cortisol. Eigentlich steigt Cortisol am frühen Morgen an und nimmt dann im Verlauf des Tages ab. Bei Schlafmangel reagiert unser Körper mit einem erhöhten Cortisolspiegel und sorgt so für Cortisol-Überschuss, der auch untertags bestehen bleibt!

Testosteron, Wachstumshormon
Auch Testosteron und Wachstumshormon unterliegen, wie oben bereits dargestellt, dem zirkadianen Rhythmus. Schlaf liefert die besten Bedingungen für eine optimale Synthese. Gerade REM-Schlaf und Testosteron stehen in enger Verbindung. Schlafmangel schickt die Konzentrationen der muskelaufbauenden Hormone in den Keller. Dies senkt neben dem Potenzial zum Muskelaufbau, nach welchem besonders Kraftsportler streben, auch die Sexualfunktion und sexuelle Lust.

Schlaf und Stoffwechselkrankheiten

Chronischer Schlafmangel führt unweigerlich zu psycho-
somatischen Problemen. Es wird auch ein schnelleres Auftreten
von Diabetes diskutiert, da Schlafmangel u. a. die zelluläre Aufnahme von Glukose verschlechtert (Insulinsensibilität). Zudem
besteht erhöhte Gefahr für Adipositas, da Schlafmangel zu verminderter Ausschüttung von Leptin führt. Leptin ist der Signalgeber der Adipozyten (Fettzellen), der das Gehirn dazu ver-
anlasst, Sättigungssignale auszusenden.

An der medizinischen Klinik in Lübeck konnte man zudem
feststellen, dass bereits kurzfristiger Schlafentzug bzw. Schlafmangel zu Veränderungen in der Synthese einiger Substanzen
führt, die in den Glukose-Stoffwechsel eingreifen. Zusammen-
hänge zwischen chronisch verkürzter Schlafdauer bzw. gestörtem
Schlafverhalten und Adipositas oder Diabetes werden so immer
wahrscheinlicher.

Sport und Schlaf

Sport verbessert Schlafverhalten
Studien belegen, dass körperliche Aktivität untertags dazu führt,
dass sowohl Kinder als auch Erwachsene schneller einschlafen
und länger schlafen können.

Ausdauertraining mit mittlerer bis hoher Intensität vermag
Schlafstörungen zu reduzieren und das Wohlbefinden sowie die
Leistungsfähigkeit untertags zu fördern. Um von der sportlichen
Aktivität zu profitieren, ist allerdings ein wöchentliches Sport-
pensum von 150 Minuten notwendig. Die Art der Ausdauer-
belastung ist dabei nicht relevant. Es stellte sich jedoch heraus, dass
ein morgendliches Training bessere Resultate erbrachte als ein
Training gegen 13.00 Uhr oder erst am Abend gegen 19.00 Uhr.

Aber: Einer deutsch-amerikanischen Studie zufolge fördern
auch abendlich-sportliche Aktivitäten das Einschlafen. Zu den
abendlichen Aktivitäten zählt auch Sex.

Mehr Schlaf, mehr Leistung

Während Sport den Schlaf verbessert, vermag Schlaf im Gegenzug auch sportliche Leistung zu verbessern. Zu diesem Ergebnis kam Schlafforscherin Cheri Mahals. Sie untersuchte die Auswirkungen von Schlaf auf die Leistungsfähigkeit im Sport sowie die Reaktionsfähigkeit und das Wohlbefinden bei Basketballern. Nach einigen Wochen mit der längeren Schlafdauer stellte sich eine Verbesserung bei der Treffergenauigkeit im Korbwurf um 9 % ein, Sprintzeiten, Reaktionszeiten und die allgemeine Stimmung im Team verbesserten sich ebenfalls.

Andere Studien mit Schwimmern, beim Tennis und Football kamen zu ähnlichen Ergebnissen in Verbindung mit mehr Schlaf und zeigten zudem, dass Sportler sogar von einer längeren Schlafdauer bis zu 9 Stunden profitieren können.

Resümee für HBN:
Wer bei einem Ernährungskonzept den Faktor Schlaf außen vor lässt, kümmert sich nur um etwa 2/3 seines Tages und geht mit seinen Überlegungen nicht ganz bis an die Basis unseres Daseins.

Kümmern Sie sich um ausreichend Schlafstunden und sorgen Sie für eine gute Schlafqualität.

Frauen und HBN

Ein grober Fehler

Unzählige Ernährungs- und Diätprogramme befassen sich lediglich mit den körperlichen und hormonellen Gegebenheiten von Männern. Nirgends findet sich ein eigenes Kapitel für die Handhabung bei Frauen, sodass man beinahe denken könnte, Männer und Frauen seien hinsichtlich des Metabolismus und des Hormonhaushalts gleich.

Ein großer Irrtum!

Im nun folgenden Kapitel werden die Unterschiede zwischen Frauen und Männern beschrieben. Sie zeigen eindeutig, dass somit auch in Sachen Ernährung die eine oder andere Nuance anders gestaltet werden muss.

Unterschiede zwischen Frauen und Männern

Zwischen Frauen und Männern bestehen Unterschiede hinsichtlich der Herz-Kreislauf-Funktion, der Atmung, der Sauerstoffausschöpfung und der Wärmetoleranz. Frauen haben im Vergleich zu Männern eine schlechtere Ausdauerleistungsfähigkeit, sind weniger schnell und auch die Maximalkraft fällt geringer aus. Dies bedeutet jedoch nicht, dass eine Frau nicht in der Lage ist, ihre Leistung signifikant zu steigern. Lediglich die Ausgangssituation ist eine andere.

Frauen haben einen geringeren Anteil Muskelmasse am Gesamtgewicht (25–30 % im Gegensatz zu 40 % beim Mann). Weibliche Muskeln unterscheiden sich neben der Fasergröße auch in der Anzahl der Mitochondrien und in einer verminderten Trainierbarkeit. Schuld daran ist die Vorherrschaft der weiblichen Sexualhormone (Östrogen und Progesteron) im Vergleich zu Männern, bei denen Testosteron dominiert. Frauen können dennoch sowohl die Kraftleistungsfähigkeit als auch die Muskelmasse enorm steigern.

Das Knochendichtemaximum liegt bei Frauen unter den Werten eines Mannes, folglich ist auch das Gewicht der Knochen eines Mannes in der Regel höher als das Gewicht der Knochen einer Frau. Männer profitieren wegen dieser Unterschiede vor allem durch bessere Hebelarme und eine bessere Kraftentwicklung in vielen Sportarten.

Frauen haben auch stärker mit Osteoporose zu kämpfen als Männer. Vor allem nach der Menopause (Wechseljahre) finden starke Verluste der Knochendichte von bis zu 3,5 % pro Jahr statt. Unregelmäßigkeiten im Hormonstatus und im Menstruationszyklus, der höhere Körperfettgehalt, aber auch falsche Ernährung können als Ursachen genannt werden.

Interessant ist, dass Frauen aufgrund eines niedrigeren Grundumsatzes für die gleiche Muskelarbeit weniger Kalorien benötigen als Männer. Zu bedenken ist auch, dass Frauen mit 4–4,5 l ein niedrigeres Blutvolumen im Vergleich zu Männern mit 5–6 l besitzen, was den Frauen einen leichten Nachteil in Sachen Thermoregulation verschafft. Da Frauen auch weniger schwitzen als Männer, ist deren Wärmetoleranz geringer als die der Männer.

Anders als bei Männern findet bei Frauen zum Belastungsende keine Verringerung des Blutzuckerspiegels statt. Dies lässt sich auf die Tatsache zurückführen, dass der Katecholaminspiegel bei Frauen deutlich höher ausfällt als bei Männern.

Der bei Frauen vorherrschende höhere Triglyceridspiegel und in der Regel auch höhere Körperfettanteil begünstigt das weibliche Geschlecht, freie Fettsäuren eher als Energiequelle zu nutzen und somit Glukose zu sparen.

Östrogen – Das weibliche Hormon

Allgemeines

Wenn wir uns mit Frauen befassen, kommen wir natürlich nicht umhin, auch auf Östrogen einzugehen. Östrogen ist primär eines der weiblichen Sexualhormone und zählt zur Gruppe der Steroidhormone. Östrogen wird sowohl im männlichen als auch im weiblichen Körper produziert, bei Frauen jedoch in wesentlich höherer Menge. Während es bei Frauen zyklusbedingt zu 17-ß-Östradiolwerten von 20–400 pg/ml kommt, beträgt eine natürliche Konzentration beim Mann 20 pg/ml oder weniger.

Gesteuert wird die Produktion über einen Rückkopplungsmechanismus, bei dem bestimmte Signalgeber mit den Eierstöcken interagieren.

Östrogene muss man generell in 3 Unterarten unterteilen, nämlich
– Östradiol,
– Östron und
– Östriol.

Östradiol ist dabei der wichtigste Vertreter der Östrogene. Östron und Östriol sind weit weniger wirksam. Bei Östriol handelt es sich um ein Abfallprodukt aus Östradiol und Östron. Es ist besonders in der Schwangerschaft von Bedeutung.
  Östrogen wird bei der Frau vor allem in den Eierstöcken produziert. Während der Schwangerschaft ist auch die Plazenta (Mutterkuchen) an der Östrogensynthese beteiligt. Beim Mann produzieren die Hoden das Östrogen.

Synthese

Ausgangssubstanz für Östrogen ist Cholesterin. Dies wird über mehrere Syntheseschritte zu Pregnenolon, Androstenedion und weiter zu Testosteron umgewandelt. Testosteron ist die Substanz, aus der letztlich dann Östrogen synthetisiert wird. Für die Umwandlung von Testosteron in Östrogen ist das Enzym Aromatase verantwortlich. Im Blut vorhandenes Östrogen ist zu ca. 60 % an Bindungsproteine gebunden.

Interessant:
Auch im weiblichen Körper werden Androgene gebildet, und zwar ca. 1 mg/Tag.

Syntheseverlauf
Die Synthese von Östradiol, dem wichtigsten Vertreter der Östrogene, ist abhängig von der Zyklusphase der Frau. Maximale Werte zeigen sich einmal kurz vor dem Eisprung, ein weiterer Höhepunkt stellt sich in der Mitte der zweiten Zyklushälfte nach etwa 23 Tagen ein. Hier kommt es zu einer Östradiolproduktion von etwa 200 µg am Tag.

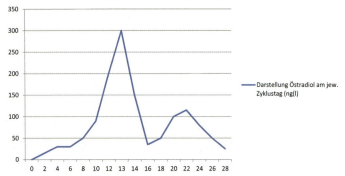

Darstellung Zyklus Frau Östradiol

Ernährungsrelevante Östrogenwirkungen bei der Frau
Östrogen wirkt sich auf den Stoffwechsel der Frau aus. Hier steigert es die Durchblutung, führt zu Einlagerungen von Wasser, fördert die Produktion von Eiweißen und steigert die Blutwerte bei Triglyceriden und Cholesterin. Des Weiteren fördert es die Retention (Rückhaltung) von Kalzium, Phosphat und Natrium. Östrogen wirkt grundsätzlich einem Knochenschwund entgegen. Wenig förderlich für den Sport – jedoch gut für die Frucht-

barkeit – begünstigt Östrogen den Fettaufbau an für Frauen typischen Stellen wie Schenkel, Po oder Bauch. Niedrige Werte fördern u. a. das Osteoporose-Risiko.

Bei einem Missverhältnis von Östrogen (–) zu Testosteron (+) kommt es zu veränderten Cholesterinwerten und schlechter Insulinwirkung (gestörte Glukosetoleranz).

Progesteron – Das zweite Hormon im Bunde

Progesteron ist ein eigenständiges Hormon. Während Östrogen aus Progesteron gebildet werden kann, ist es nicht möglich, Progesteron aus Östrogen zu bilden. Östrogen und Progesteron sind einerseits Antagonisten (Gegenspieler), andererseits fördern beide die Sensibilität für den anderen und unterstützen sich so bei deren Aufgaben. Die Symptomatik bei sinkenden oder erhöhten Östrogenwerten kann neben der reinen Veränderung der Östrogene auch auf Veränderungen der Progesteronwerte hinweisen, welche das Östrogen/Progesteron-Verhältnis aus dem Gleichgewicht bringen.

Progesteron ist Ausgangssubstanz für die Synthese von Hormonen wie Testosteron, Östrogen und Corticosteroiden. Besteht ein Progesteronmangel, wirkt sich dies negativ auf die Wirkungsvermittlung aller o. g. Hormone aus. Als Ersatzhormon für Progesteron fungiert das Prohormon DHEA, welches aber häufig gewisse Vermännlichungserscheinungen bei Frauen auslöst, da es vermehrt zum männlichen Sexualhormon Testosteron konvertiert. Progesteron wird mit dem Alter und in den Wechseljahren automatisch vermindert. Dieser Mangel ist auch die Hauptursache für in dieser Phase auftretende Beschwerden. Ein weiteres Problem des Progesteronmangels ist die damit meist eintretende Östrogendominanz.

Ein Überschuss an Progesteron ist sehr selten, da Progesteron in einem derartigen Fall zu Östrogen oder auch Testosteron umgewandelt werden kann.

Gefährlicher ist eher das Auftreten einer Östrogendominanz, bei der es zu weitreichenden Symptomen kommen kann. Einige Beispiele sind Heißhunger, starke Wasseransammlungen, Glukoseintoleranz, Zinkverlust, reduzierter Sauerstoffspiegel in den Zellen, Depressionen, Schweißausbrüche, Bluthochdruck, erhöhte Schmerzempfindlichkeit oder Libido-Rückgang.

Menstruation

Keine Pille
Bei der Menstruation sorgen die Hormone LH und FSH für Reifung der Eizelle und den Eisprung. Durch deren Freisetzung kommt es zudem in den Eierstöcken zu einer vermehrten Produktion von Östrogen und Gestagenen (Progesteron), was u. a. die Libido der Frau steigert.

Der Östrogenverlauf unterliegt hier der natürlichen Synthesekurve, bei der sich niedrige und hohe Konzentrationen abwechseln.

Pille
Nehmen Frauen die Pille, führen sie dem Körper exogene Östrogene und Progesteron (Gestagene) zu und erhöhen so künstlich die Blutkonzentration dieser Hormone auf einen gleichbleibenden Level. Dem Gehirn wird durch den eingerichteten Rückkopplungsmechanismus suggeriert, dass ausreichend Sexualhormone produziert wurden. Die Produktion körpereigenen Östrogens und körpereigenen Progesterons wird gehemmt. Aufgrund der ausgleichenden exogenen Zufuhr kommt es dennoch *nicht* zu sinkenden Blutkonzentrationen und folglich auch nicht zu Mangelerscheinungen, *aber* zu einem dauerhaft leicht bis moderat erhöhten Östrogen- und/oder Progesteronspiegel (abhängig vom verwendeten Präparat).

Leicht zu erkennen sind die Auswirkungen der Pille über Veränderungen der Körperform und Körperzusammensetzung junger Frauen, welche beginnen, die Pille einzunehmen.

Zyklusbedingte Auswirkungen auf Sport

Die Datenlage hinsichtlich Veränderungen der sportlichen Leistung in der Menstruation ist uneinheitlich. Es existieren Arbeiten, die keinerlei Unterschiede aufzeigen. Andere wiederum stellten fest, dass Gleichgewichtsregulation, Muskelkraft und psychomotorische Fähigkeiten in der postmenstruellen Phase am stärksten ausgeprägt sind. Im Hinblick auf die Koordinationsfähigkeit und die Reaktionszeit konnten keine Beeinflussungen festgestellt werden.

Logisch erscheint, dass sowohl die hormonellen als auch die psychischen Veränderungen im Laufe eines Zyklus gewisse Leistungsveränderungen zur Folge haben und sich sowohl auf die Ausdauerleistungsfähigkeit als auch auf die Kraftleistungsfähigkeit auswirken. Für Empfehlungen in diese Richtung, was die Ausgestaltung von Ernährungs- und Trainingsstrategien angeht, mangelt es jedoch noch an eindeutigen Erkenntnissen.

Testosteron und Frauen

Allgemeines
Neben Östrogen produzieren Frauen (wenngleich auch eine wesentlich geringere Menge als Männer) Testosteron. Es beeinflusst den Eiweißstoffwechsel hin zum Anabolismus. Frauen verfügen, anders als Männer, jedoch über zwei verschiedene Testosteronrezeptoren. Deren jeweilig individuelle Gewichtung ist der Grund dafür, warum ein bestimmter Hormonlevel bei der einen Frau für Homöostase sorgt, bei der anderen Frau aber einen Mangel oder eine Überproduktion darstellt.

Zyklus
Das Testosteron-Aufkommen der Frau ändert sich wie auch Östrogen und Progesteron im zeitlichen Verlauf mit dem Zyklus. Der Spiegel steigt in der Mitte des Zyklus um den Eisprung herum an,

was die Sexualität ansteigen lässt. Evolutionäres Ziel des Körpers ist es hier, in der fruchtbaren Zeit einen Geschlechtsverkehr herbeizuführen. Auch in der Menstruation ist das Testosteron-Aufkommen der Frau relativ hoch.

Überschuss

Ein zu hohes Testosteron-Aufkommen kann bei Frauen zu Haarausfall, Akne und vermehrter sowie veränderter sonstiger Körperbehaarung führen. Haarausfall tritt bei 80 % der Betroffenen aufgrund einer verstärkten Empfindlichkeit der Haarwurzel gegenüber Testosteron (bzw. DHT) auf. Das Haar wird nicht mehr ausreichend mit Nährstoffen versorgt, der Durchmesser reduziert sich und das Haar fällt letztlich aus. Vermehrte bzw. eine veränderte Ausprägung der Körperbehaarung bei Frauen nennt sich Hirsutismus und betrifft typisch männliche Stellen wie die Oberlippe, das Kinn, die Innenseiten der Oberschenkel, die Schamregion, die Bauchnabelregion oder die Brust. Auch eine Vertiefung der Stimme, eine Kehlkopfvergrößerung sowie ein Umbau von Körperproportionen sind unter zu viel Testosteron möglich. Behandelt werden derartige Zustände mit anti-androgenen Substanzen, wie z. B. Cyproteronacetat, Etonogestrel, Drospirenon, Chlormadinonacetat, oder lokalen, östrogenhaltigen Mitteln zur Unterdrückung der Testosteron-Wirkung.

Anmerkung:
Das komplette Paket der genannten Auswirkungen fällt als sog. „Virilisierung" in das Repertoire der Nebenwirkungen, mit welchem Frauen beim Gebrauch exogener anaboler androgener Substanzen zu kämpfen haben.

Alter

Auch bei der Frau sinkt mit dem Älterwerden (etwa ab 40) die endogene Testosteron-Produktion. Die Aktivität der Eierstöcke nimmt diesbezüglich ab und ist einer der auslösenden Faktoren. Auch kommt es zu einer verminderten DHEA-S-Produktion der Nebennierenrinde. Neben östrogenbedingten Nebenwirkungen kann es bei einem Mangel auch zu testosteronbedingten Ausfallerscheinungen bei der Frau kommen. Interessanterweise tritt bei Frauen mit dem Beginn der Wechseljahre zunächst noch einen Anstieg der Hypophysenhormone und so eine vermehrte Ausschüttung von Testosteron ein. Dies lässt die Frauen einen Libidoanstieg erfahren, der so lange andauert, bis die Eierstockaktivität trotz Zunahme der steuernden Hormone erschöpft ist.

Mangel
Testosteronmangel bei Frauen kann sich als Konzentrationsschwäche, Antriebslosigkeit, Rückgang des Sexualdrangs, Rückgang der Orgasmusfähigkeit, Depression, trockene Haut, vermehrte Faltenbildung oder Nachlassen des Muskeltonus manifestieren. Kommt es zu übermäßigen Ansammlungen subkutanen Fetts um den Bauchbereich, kann dies ebenfalls eine Erscheinung darstellen, die seine Ursache in absinkenden Testosteronspiegeln findet. Häufig treten derartige Erscheinungen altersbedingt zum Ende des vierten Lebensjahrzehnts auf. Testosteronmangel verhindert auch die Lipolyse, sprich den Fettabbau. Das Hormon wird benötigt, um Adrenalin für Fettzellen zugänglich zu machen und dort die Freisetzung von Fettsäuren auszulösen. Zu wenig Testosteron ist auch ein Grund für ein schwächeres Bindegewebe bei der Frau. Ohne Testosteron fehlen Kreuz- und Querverbindungen, die zusammen mit dem Unterhautfett für ein stabileres Stützgerüst sorgen. Es kann so schneller zur allseits gefürchteten Cellulitis kommen. Auch die Hautstruktur ist in Verbindung mit genug Testosteron besser, da mehr Keratinozyten vorhanden sind.

Hormonelle Veränderungen bei Frauen in Verbindung mit Sport

Sport erhöht das Aufkommen an Östradiol (Östrogen). Maximale Werte werden in den ersten 10 Belastungsminuten erreicht. Je nach Länge und Intensität der Belastung erreichen die Werte in der Erholungsphase schnell wieder die Anfangsstände. Auch Werte leicht unter dem Ausgangsniveau sind möglich. Während Belastungen ist die Bindungsaffinität zum Bindungsprotein und außerdem die Östradiolclearance verringert. Dies bedeutet, dass mehr freies Östradiol verfügbar ist.

Auch Progesteronwerte steigen innerhalb der ersten 10 Minuten der Belastung an, und zwar unabhängig von der Art und Intensität der Belastung und dem Zyklustag.

Bei Testosteron ergeben sich maximale Werte 1–10 Minuten nach Belastungsende. Hier ist jedoch eine Abhängigkeit vom Belastungsmodus gegeben, zudem sind die Werte in der Follikelphase (erster Zyklustag bis Eisprung) höher als in der Lutealphase (Eisprung bis zum letzten Zyklustag). Langstreckenbelastungen und Ausdauertraining führen in vielen Fällen zu einer Reduzierung des Testosteron-Aufkommens bei Frauen.

Ab einer Belastung von 60–70 % O_2max (maximale Sauerstoffkapazität) lassen sich signifikante Cortisol-Erhöhungen feststellen. Grundsätzlich weisen Ausdauerathleten höhere Basiswerte auf als unsportliche Normalpersonen.

Die Katecholaminspiegel können belastungsbedingt bei gutem Sauerstoff-Aufkommen bis zur Erschöpfung ansteigen. Submaximale Belastungen führen bei gutem Ausdauertrainingszustand zu einem niedrigeren Katecholamin-Aufkommen.

Fazit:
Während bei Männern Testosteron das dominierende Sexualhormon darstellt, dominiert bei Frauen eher Östrogen. Dies führt dazu, dass Frauen von Grund auf über weniger Muskelmasse verfügen als Männer. Sie können aber dennoch deren Leistungsfähigkeit ebenso enorm verbessern.

Frauen unterliegen einem höheren Risiko für Osteoporose, besonders wenn Östrogenmangel besteht.

Frauen haben einen niedrigeren Grundumsatz als Männer und verbrauchen für die gleiche Leistung weniger Energie.

Bei Frauen treten schneller erhöhte Spiegel bei Katecholaminen auf als bei Männern, was darauf schließen lässt, dass sie möglicherweise schneller in einen Cortisol-Überschuss abgleiten.

Frauen verstoffwechseln im Vergleich zu Männern anteilig mehr Fettsäuren als Glukose, d. h., die Energiebereitstellung läuft länger in der (aeroben) Fettverbrennung. Östrogen übt einen Glykogen-sparenden Effekt aus.

Während der Menstruation treten bei Frauen ohne Anwendung einer hormonellen Verhütung erhöhte Konzentrationen bei Östrogen und Progesteron auf. Das hormonelle Auf und Ab im Zyklus der Frau kann sich neben der Libido möglicherweise auch auf die Leistungsfähigkeit auswirken. Kommen Kontrazeptiva zum Einsatz, herrschen je nach verwendetem Präparat konstantere Hormonstände.

Aufgrund des höheren Östrogen-Aufkommens treten bei Frauen eher Fetteinlagerungen in den femoralen Gebieten, erhöhte Plasma-Triglyceridspiegel und eine verstärkte Wasserretention ein.

Wie beim Mann sorgt Adipositas bzw. ein hoher Körperfettgehalt für eine verstärkte Östrogensynthese.

Progesteronmangel sorgt für einen Rückgang der Synthese anderer wichtiger Hormone. Das Progesteron/Östrogen-Verhältnis entscheidet bei Frauen über Wohlbefinden und hormonelle Homöostase. Eine Östrogendominanz ist in jedem Falle zu vermeiden.

Testosteron verhält sich bei Frauen ähnlich wie bei Männern und übt auch weitestgehend dieselben Funktionen aus. Ein Überaufkommen sorgt für Vermännlichung, aber auch für eine erhöhte Proteinsynthese. Ein Mangel sorgt für schwaches Bindegewebe, erhöhtes Risiko für Fetteinlagerungen und eine verminderte Proteinsynthese. Sport führt bei Frauen zu einem schnellen Anstieg des Östrogen-, Progesteron- und auch Testosteron-Aufkommens.

Resümee für HBN:
Der Erfolg eines Ernährungssystems für Frauen steht und fällt damit, wie es an die unterschiedlichen Gegebenheiten im Vergleich zu Männern angepasst wird.

Frauen haben nicht nur aufgrund ihres geringeren Anteils an Muskelmasse einen geringeren Kalorienbedarf. Dies gilt es als Erstes mit einzubeziehen.

Frauen sind eher dafür geschaffen, Fettsäuren zu verstoffwechseln. Low-Fat-Diäten werden gerade bei Frauen also wenig Erfolg haben und gehen auch gesundheitlich in die falsche Richtung.

In Verbindung mit Kontrazeptiva besteht ein größeres Risiko, den Körperfettgehalt zu erhöhen und mehr Wasser im Körper zurückzuhalten, da zwar ein gleichmäßiges, aber dennoch unnormales Hormonmilieu geschaffen wird. Hartnäckige Fettpolster an den Beinen, den Hüften oder dem Po können in bestimmten Fällen auf den Östrogenspiegel zurückgeführt werden.

Obwohl sich hinsichtlich des weiblichen Zyklus unterschiedliche hormonelle Gegebenheiten einstellen, muss nach heutigem Kenntnisstand nicht separat darauf reagiert werden, da im Normalfall alles in einer gewissen Homöostase abläuft.

Besteht Östrogenmangel, können Phytoöstrogene helfen, den Östrogenspiegel wieder aufzupeppen. Diese Situation findet man häufig bei menopausalen Frauen.

Besteht ein Östrogen-Überschuss oder gar eine Östrogen-Dominanz, kann (anders als oftmals propagiert) auch mit dem Einsatz von phytoöstrogenhaltigen Lebensmitteln gearbeitet werden. Sie besetzen trotz unterlegener Bindungsaffinität dennoch einen Teil der Östrogenrezeptoren und geben ein wesentlich schwächeres Östrogen-Signal ab. Dies hilft den Östrogenspiegel zu senken, obwohl eigentlich Phytoöstrogen aufgenommen wird.

Gute Quellen für Phytoöstrogene sind Sojaprodukte (kein Sojaisolat), Tofu und Leinsamen.

Bezüglich des Testosterons gelten für Frauen dieselben Regeln, die auch für Männer gelten. Ausreichend Testosteron ist ein Garant für sportliche Leistungsfähigkeit und Muskelzuwachs. Es wird zudem für die Stärkung des Bindegewebes benötigt. Während ein Überaufkommen über exogene Hormone starke Nebenwirkungen hervorruft, sollten Ernährungs- und Trainingsstrategien einen vergleichsweise hohen endogenen Testosteronspiegel anstreben.

Was ist mit Fasten? – „Intermittent Fasting" für HBN?

Theoretische Beweggründe für „Intermittent Fasting"

In seinem Buch zum Thema Intermittent Fasting berichtet Dr. John M. Berardi von den möglichen Auswirkungen regelmäßigen Fastens:
So sollen Blutfette, Blutdruck, Entzündungsmarker, Krebsrisiko und oxidativer Stress reduziert werden. Die Zellerneuerung wird hingegen genauso angetrieben wie die Fettverbrennung, die Wachstumshormonausschüttung und die metabolische Rate (Grundumsatz) durch Katecholamine. Es soll durch Beeinflussung der Hormone PPX und Ghrelin zu weniger Hungergefühl kommen, der Blutzucker wird durch eine Verbesserung der Insulinsensibilität stabilisiert und Herz-Kreislauf-Funktionen werden durch Schutz vor ischämischer Schädigung des Herzens verbessert.

Das schreibt Wikipedia zu intermittierendem Fasten (EOD):

Beim intermittierenden Fasten wird in einem bestimmten Rhythmus zwischen Zeiten einer Nahrungsaufnahme und Nahrungsentzug abgewechselt. Laborversuche verwenden dabei überwiegend 24-stündige Intervalle.

Viele Ergebnisse stammen aus Tierstudien
Viele der von Dr. John M. Berardi genannten Vorzüge konnten lediglich in Tierversuchen bestätigt werden. Zu den bereits genannten Vorzügen wurden bei Versuchsratten ebenfalls lebensverlängernde Wirkungen festgestellt, dies war jedoch stark vom Alter abhängig, in dem das intermittierende Fasten betrieben wurde.

Kontraindiziert für Diabetiker
Wichtig ist die Tatsache, dass intermittierendes Fasten zu einem wesentlich höheren Aufkommen an Ketonkörpern sorgt und

somit für alle Diabetiker kontraindiziert ist, da bei diesen die Gefahr einer Ketonurie (Übersäuerung mit Ketonkörpern) besteht. Ansonsten führt intermittierendes Fasten zu ähnlichen metabolischen Veränderungen, wie sie auch bei gewöhnlicher Kalorienrestriktion auftreten.

Ursachen für die Wirkung
Man vermutete lange, dass sich die vermeintlich positiven Ergebnisse lediglich auf das Energiedefizit zurückführen lassen, kam dann aber zu dem Schluss, dass die Art der Energieaufnahme ebenso einen Einfluss haben müsse, da die gesamte Energieaufnahme bei Versuchstieren sogar höher ausfiel, wenn sie am „Nicht-Fasten-Tag" beliebig essen durften.

Hinsichtlich der lebensverlängernden Wirkung wird diskutiert, dass es möglicherweise durch das Wechselspiel von anabolen und katabolen Zuständen zu einer verbesserten Widerstandsfähigkeit der Zellen komme. Auch die Reduzierung von Insulin und mit ihm der Rückgang bestimmter Effektproteine, die sich negativ auf die Lebenserwartung auswirken, wird diskutiert. Fasten erhöht zudem möglicherweise das Aufkommen antioxidativer Enzyme.

Auswirkungen beim Menschen
Am Menschen (übergewichtige Asthmatiker) wurde die bereits angesprochene Veränderung beim Auftreten von Biomarkern für Entzündungen festgestellt, die unter anderem auch das Auftreten von oxidativem Stress reduzieren. Untersuchungen bei Muslimen nach deren Fastenmonat Ramadan ergaben verbesserte Werte bei Cholesterin und eine verbesserte Insulinsensibilität. Das Aufkommen an Glukose-, CPeptid-,Insulin-, Leptin-, Triglyzerid-, VLDL-Cholesterin- und freiem Trijodthyronin veränderte sich nicht signifikant.

Ansonsten sind die Tierversuche oder die Studien mit Modellorganismen leider nicht 1:1 auf den Menschen übertragbar. Es liegen bis dato keine bzw. noch zu wenige statistisch gesicherte Humanstudien vor, die eine positive Wirkung aufzeigen. Eine ausgewogene und nicht zu reichliche Ernährung in Kombination mit ausreichend geistiger und körperlicher Aktivität gilt nach wie vor als die beste Maßnahme gegen vorzeitiges Altern.

Drei Modelle

„Eat Stop Eat"
So lautet ein Konzept, welches 1–2 x wöchentlich eine Fastenphase von jeweils 24 Stunden vorsieht.

„Leangains"
Dieses Konzept sieht dauerhaft Fastenzyklen von 16 Stunden, gefolgt von 8 Stunden Nahrungsaufnahme vor. Ein Großteil der Nahrung wird hier Post-Workout (also nach dem Training) aufgenommen. Es wird öfters pro Woche auch im nüchternen Zustand trainiert. Alles, was erlaubt ist, sind 10 g BCAA während des Trainings. Es soll weitestgehend auf verarbeitete Lebensmittel verzichtet werden.

„Warrior-Diet"
Hier wird das Fastenfenster auf 18–20 Stunden erweitert, während die Kalorienaufnahme innerhalb der restlichen 4–6 Stunden vorgenommen wird. Die Nahrungsaufnahme findet vornehmlich am Abend statt. Das Leistungsvermögen soll im Fastenzustand erhöht sein, da der Körper einerseits keine Energie für die Verdauung aufzuwenden hat und andererseits das sympathische Nervensystem aktiviert ist. Abends wird dann gegessen und somit das parasympathische Nervensystem aktiviert, das einen zur Ruhe kommen lässt. Post-Workout wird immer gegessen, egal wann und ob es in eine Fastenphase fällt oder nicht.

Kritik der drei Modelle

Zu lange Fastenperioden
Studien zeigen, dass Fastenperioden über 24 Stunden ein „anti-anaboles" Milieu erzeugen. Länger als 12 Stunden zu fasten verschließt den mTOR-Pfad des Gewebewachstums und blockt so Syntheseschritte zum Aufbau neuer Muskelmasse. Bei mTOR handelt es sich um ein Protein, das entscheidend an der Proteinsynthese beteiligt ist. Während dieser Fastenperiode zu trainieren, wäre also kontraproduktiv sowohl für Muskelaufbau als wahrscheinlich auch für Muskelerhalt.

Tierstudien zeigten bereits, dass weiße Adipozyten bei Fastenperioden ab 12–14 Stunden dazu neigen, vermehrt Fett einzulagern. Nährstoffe werden also in diesem Zustand eher in die Adipozyten eingelagert, als für direkte Energieerzeugung oder thermogene Zwecke eingesetzt zu werden.
Weitere Studiendaten weisen ebenso darauf hin, dass derartige Modelle die Trainingsleistung verschlechtern.

Praktikabilität

„Eat Stop Eat"
1–2 x die Woche 24 Stunden zu fasten, ist etwas, das ich mir evtl. vorstellen könnte durchzuführen. Die Kalorien werden als Wochenbedarf geplant. An den fastenfreien Tagen wird entsprechend etwas mehr gegessen – so weit, so gut. Wäre da nicht die oben angesprochene Thematik des gehemmten Gewebewachstums. Auch wenn Fasten-Modelle sicher vornehmlich zur Reduktion von Körperfett angewendet werden, sollte eine derartige Auswirkung trotzdem Beachtung finden. Unklar und mit Sicherheit individuell verschieden ist zudem das Aufkommen von Heißhungerattacken nach einem kompletten Fastentag. Erfahrungswerte sprechen hier dafür, dass es nach den Fastentagen zu Ausuferungen des Ernährungsverhaltens kommt, besonders dann, wenn dem Essverhalten keine geplanten Grenzen gesetzt werden. Derartige Erfahrungswerte unterliegen aber natürlich

einer gewissen Individualität und können nicht als allgemein gültig angesehen werden.

„Warrior-Diet"

Die Warrior-Diät halte ich persönlich für nicht praktikabel. 18–20 Stunden fasten, um sich dann in 4 Stunden (vornehmlich abends) vollzustopfen? Das kann es nicht sein. Dieser Ansatz hat mich persönlich schon bei CBL gestört. Mit vollgefressenem Magen ins Bett zu gehen, ist auch etwas, das ich aus persönlicher Erfahrung heraus als sehr unangenehm und nicht schlaffördernd bezeichnen kann, parasympathische Aktivität hin oder her. Auch hier spreche ich natürlich nur für mich sowie von Erfahrungswerten im Rahmen meiner Coachings. In Sachen Praktikabilität mag dies für den ein oder anderen sicher kein größeres Problem darstellen, dennoch sei es hier als mögliches Manko angemerkt.

„Leangains"

Die 16/8-Variante könnte ich mir theoretisch vorstellen. Abzüglich der 8 Schlafstunden bleiben noch 8 Stunden täglich, die man mit Fasten zubringen muss. Für die Hartgesottenen unter uns wäre das sicher machbar, für ein Gros der Freizeit- und Breitensportler ist aber auch dies mit Sicherheit ein Zustand, der nicht lange durchgehalten wird, weil er sich oftmals nicht in Alltag und Gesellschaft integrieren lässt.

Zu den eingangs erwähnten Vorzügen gibt es im Buch von Dr. John M. Berardi ebenfalls ein interessantes Selbst-Test-Ergebnis eines Bodybuilders. Man muss dazu sagen, dass sich die betreffende Person natürlich in einem hypokalorischen Zustand befand.

Während sich die Blutzuckerwerte nicht veränderten, erhöhten sich sowohl der Gesamtcholesterinspiegel (LDL und HDL) als auch der Triglyceridspiegel. Hämoglobin (der rote Blutfarbstoff, der für die Sauerstoffversorgung unserer aktiven Systeme zuständig ist) und Erythrozyten (die roten Blutkörperchen, die auch mit dem Sauerstofftransport in Verbindung stehen) reduzierten sich genauso wie der Testosteronwert. Der TSH-Wert (Thyreotropin) verringerte sich, was auf eine erhöhte Aktivität der Schilddrüse hinweist. Der Anteil der Lymphozyten im Körper reduzierte sich genauso wie der Anteil der Leukozyten, unterlag aber sehr großen Schwankungen. Die gezeigte Veränderung kann nicht als signifikante Verbesserung gewertet werden.

Entwicklung Leangains

Blutmarker	Ausgangszustand	Endzustand
Glucose	5,0 mmol/l	4,9 mmol/l
Creatinin	103 umol/l	105 umol/l
Cholesterin	3,78 mmol/l	5,0 mmol/l
LDL	2,24 mmol/l	2,98 mmol/l
HDL	1,15 mmol/l	1,64 mmol/l
Cholesterin/HDL	3,3	3,1
Triglyceride	0,86 mmol/l	0,95 mmol/l
Hämoglobin	154 g/l	140 g/l
Lymphozyten	2,2xE9/l	1,5xE9/l
TSH	1,62 mIU/l	1,21 mIU/l
Testosteron	28,9 nmol/l	23,8 nmol/l

Darstellung Intermittent Fasting

Entwicklung Leangains

Fazit zu Leangains
Einige der versprochenen Verbesserungen, wie die der Blutglukosewerte oder der Blutfette, traten im genannten Selbstversuch zumindest bei Leangains nicht ein. Der Testosteronspiegel, roter Blutfarbstoff und rote Blutkörperchen reduzierten sich, was als leistungsmindernd gewertet werden kann. Lediglich beim Aufkommen an Markern der Immunabwehr konnten positive Ergebnisse nach einem halben Jahr aufgezeigt werden. Hinsichtlich der Schilddrüsenaktivität wurden im Selbstversuch

zwar erniedrigte Werte bei TSH festgestellt, eindeutige Belege auf ein dadurch erhöhtes Aufkommen an freiem aktivem Schilddrüsenhormon können daraus jedoch nicht erbracht werden. Eine Studie zum Ramadan stellte diesbezüglich keine Veränderungen fest.

Die Ergebnisse eines einzelnen Selbstversuches können sicher nicht als repräsentative Tendenz angesehen werden, angesichts der generell immer noch zu dünnen Datenbasis aus Humanstudien rufen derartige Fallbeispiele dennoch eine gewisse Skepsis hervor.

Resümee für HBN – Die richtige Taktik
Für Muskelaufbau und Leistungssteigerung halten Fastenmodelle keine eindeutigen Vorteile bereit. Wer an der Reduktion von Körperfett interessiert ist und mit der Umsetzung der bestehenden Modelle keine Schwierigkeiten hat, kann von bestimmten Auswirkungen des intermittierenden Fastens unter Verwendung des richtigen Modells möglicherweise profitieren. Auch einzelne Belege für einige gesundheitlich positive Effekte des intermittierenden Fastens bestehen. Signifikante Vorteile gegenüber einer ,,konventionellen" optimierten Ernährung lassen sich jedoch nicht zweifelsfrei belegen.

Mangels eindeutiger Vorteile findet intermittierendes Fasten letztlich im Rahmen von HBN unabhängig von der Zielsetzung keine Verwendung.
Wer den Ansatz dennoch interessant findet und HBN mit Intermittent Fasting kombinieren möchte, sollte Fastenperioden von maximal 12 Stunden in seinen Alltag einbauen. Da das Frühstück bei HBN nicht ausfällt (wie wir noch sehen werden), wird die Nahrungsaufnahme hier entsprechend am Abend frühzeitig beendet.

HBN – Die Praxis

Bestimmung des Kalorienbedarfs

Notwendigkeit

Seinen Kalorienbedarf zu kennen, ist eine essenzielle Information, und zwar egal, in welche Richtung man sich verändern möchte. Egal ob Muskelaufbau, Leistungssteigerung, der Erhalt eines bestimmten körperlichen Niveaus oder aber wenn es den überflüssigen Pfunden an den Kragen gehen soll. All diese Zielsetzungen setzen eines voraus, nämlich die Kenntnis über den individuellen Kalorienbedarf.

Bestimmung

Das Thema Kalorienbedarf wird von verschiedenen Ernährungsformen unterschiedlich behandelt. Auf den Kalorienbedarf wird entweder nicht eingegangen, es werden praxisfremde generelle Empfehlungen, (x kcal pro Kilogramm Körpergewicht) angegeben, es bestehen Kalorienvorgaben, jedoch ohne dabei Männer und Frauen getrennt zu behandeln, oder es werden für die Ermittlung des Kalorienbedarfs standarisierte Formeln zur Berechnung verwendet.

Pauschaler Nonsens

Wenn meine vielen Jahre als Nutrition-Coach mich eines gelehrt haben, dann die Tatsache, dass, wenn es um den Kalorienbedarf geht, man absolut keiner noch so ausgefeilten Formel, wie beispielsweise der PAL-Bestimmung oder Ähnlichem, trauen kann, um einen wirklich guten Wert zur Erstellung eines individuellen Ernährungsplanes zu erhalten.

Man kann auch nicht über die Körpermasse, nicht über den BMI und nicht einmal über den Körpertyp Aussagen zum wahrscheinlichen Kalorienbedarf treffen. Sogar bei den selbst ernannten

„Hardgainern" bewegt sich der Kalorienbedarf erfahrungs-
gemäß in einem Rahmen von etwa 4000 bis sogar 10.000 pro
Tag. Die Chancen stehen 50:50, in die richtige Richtung zu
schätzen oder nicht.

50:50 ist mir zu wenig

Um den Kalorienbedarf zu bestimmen, gibt es nun zwei Möglichkeiten, die tatsächlich funktionieren:

1. Ernährungsprotokolle
Diese Variante ist wohl etwas arbeitsaufwendig, aber sie ist es
wert, genannt zu werden, da man mit den Ergebnissen tatsächlich arbeiten kann.

Zur Durchführung benötigt man einen Stift, Papier und
eine Kalorientabelle. Über 7 Tage dokumentiert man alles, was
man zu sich nimmt, und zwar so exakt wie möglich. Wichtig
ist hierbei, sein Ernährungsverhalten nicht zu verändern, nur
weil man jetzt eine IST-Aufnahme macht. Dies würde das Ergebnis verfälschen.

Parallel zur Dokumentation werden an Tag 1 und Tag 7 das
Körpergewicht und einige Körpermaße wie der Brustumfang,
der Taillen- und Hüftumfang (bei Frauen der Po-Umfang)
und der Umfang der Oberschenkel notiert. Die Veränderung
der Daten im Laufe der 7 Tage geben uns Aufschlüsse über die
kalorische Situation der derzeitigen Ernährung, also:
– hypokalorisch,
– isokalorisch oder
– hyperkalorisch.

Via Kalorientabelle werden jetzt die Protokolle ausgewertet. Man
hat so die Möglichkeit, einen individuellen Wochendurchschnitt
zu ermitteln, den man nun als Basis für die neue Ernährungsplanung nach HBN-Gesichtspunkten verwendet.

Anmerkung: Wem dies zu aufwendig ist, der kann die Auswertung natürlich auch in die Hände eines Nutrition-Coaches geben. Derartige Auswertungs-Unterlagen aus professioneller Hand haben meist den Vorteil, dass neben den Makronährstoffen auch noch die Mikronährstoffe mit ausgewertet werden.

2. Körperanalyse via SenseWear

Einfacher und sehr genau ist die Körperanalyse via SenseWear. Es handelt sich dabei um ein Armband mit einer feinen Sensorik, welche sehr genaue Analysen zum Kalorienverbrauch zulässt. Ein Vorteil von SenseWear ist, dass zudem Auswertungen zur Schlafqualität möglich sind und der Kalorienverbrauch für spezifische Zeiträume während des Tages (wie z.B. beim Training) bestimmt werden kann.

Hinsichtlich der Genauigkeit der Auswertungen bestehen Studien, Tests und Analysen, die der SenseWear-Technik in den meisten Fällen gute Noten zusprechen. Aus Erfahrung kann ich an dieser Stelle sagen, dass mich SenseWear-Analysen seit vielen Jahren im Rahmen meiner Coachings begleiten und bis dato noch immer eine optimale Grundlage für eine anschließende Ernährungsplanung dargestellt haben.

SenseWear stellt an dieser Stelle natürlich nur eine von mir erprobte Empfehlung in Sachen Körpermonitoring und damit ein Beispiel für ein entsprechendes Gerät dar. Der Markt hält hier einige weitere Varianten und Modelle bereit.

Resümee für HBN:

Bei HBN arbeiten wir nicht mit Formeln oder irrwitzigen generellen Vorgaben. Wir verlassen uns entweder auf die Selbstbeobachtung in Verbindung mit Ernährungsprotokollen oder geben SenseWear die Chance, seine Dienste für unser Vorhaben zu leisten und damit HBN auf ein solides und richtiges Fundament zu stellen.

Proteinaufnahme nach HBN

Bestimmung des Proteinbedarfs

Vorgaben in Gramm pro Kilogramm Körpergewicht
Der richtige und notwendige Proteinbedarf für sportlich aktive Menschen ist ein Thema, bei dem sich die Meinungen spalten. Die einen gehen den konservativen Weg und machen bei der Empfehlung der notwendigen Proteinmenge keinen Unterschied zwischen sportlichen und unsportlichen Menschen, sodass pauschal eine Aufnahmemenge von 0,8g pro Kilogramm Körpergewicht angegeben wird. Andere Institutionen legen die notwendige Menge für Sportler pauschal auf 1,2 bis maximal 1,5g pro Kilogramm Körpergewicht fest. Die einen behaupten, Kraftsportler haben einen höheren Proteinbedarf, andere wiederum räumen gerade dem Ausdauersportler aufgrund hoher mechanischer Gewebsverluste einen Proteinbedarf ein, der mit dem eines Kraftsportlers mindestens vergleichbar ist.

Vorgaben in Prozent der Gesamtenergieaufnahme
Neben der Aufnahme in Gramm pro Kilogramm Körpergewicht existiert in der Praxis auch eine Berechnung in Prozent der Gesamtenergieaufnahme. Im Sportbereich wird hier gern mit einer Menge von 30% und mehr gerechnet. Legen wir den Kalorienbedarf eines Sportlers (wie er nicht unüblich ist) einmal beispielhaft auf 4000kcal fest, so entfallen auf Protein an dieser Stelle 1200kcal, oder anders ausgedrückt 292,68g pro Tag. Wiegt der Athlet 80kg, bedeutet dies eine Aufnahme von 3,66g pro Kilogramm Körpergewicht, bei 90kg eine Aufnahme von 3,25g pro Kilogramm Körpergewicht und selbst bei 100kg noch eine Aufnahme von 2,93g pro Kilogramm Körpergewicht.

Unterschiede bei der Bezeichnung „sportlich-aktiv"
Letztlich muss man nach Sichtung des wissenschaftlichen Hintergrundes auch immer noch die eigenen Erfahrungen ins Kalkül ziehen und berücksichtigen, dass der Begriff „sportlich aktiv"

einer großen Spannungsweite unterliegt, die sich von wenigen Stunden pro Woche bis hin zu mehreren Stunden Sport pro Tag ausdehnen kann.

Richtwerte nach HBN
Die beste Empfehlung hinsichtlich der notwendigen Protein-menge ist und bleibt immer die individuell festgelegte, dennoch gibt HBN einen Richtwert vor, der den Proteinbedarf wie folgt bestimmt:
- 2,0g pro Kilogramm Körpergewicht im isokalorischen und hyperkalorischen Zustand
- 2,5 g pro Kilogramm Körpergewicht in einem hypokalorischen Zustand

Die empfohlene Proteinmenge basiert auf der Tatsache, dass bis zu einer Aufnahme von 2,0g pro Kilogramm Körpergewicht ausreichend wissenschaftlicher Hintergrund vorhanden ist, um diese Empfehlung zu untermauern. Über 2g pro Kilogramm Körpergewicht wird es schwierig, unterstützende Studien zu-mindest bei hyper- oder isokalorischer Ernährung zu finden. In der Praxis stellen 2g pro Kilogramm Körpergewicht zumindest im Leistungssport das absolute Minimum dar, darum denke ich, dass HBN mit diesem Richtwert einen guten Mittelweg geht.

Mit 2,5g pro Kilogramm Körpergewicht nochmals um 0,5g er-höht, legt HBN die Proteinmenge für hypokalorische Phasen fest. Neue Erkenntnisse zeigen zwar, dass zwischen einer Ver-doppelung und einer Verdreifachung der Proteinaufnahme kein signifikanter Unterschied in Sachen Muskelschutz und Protein-synthese mehr feststellbar ist, es gibt jedoch auch andere Gründe, wie beispielsweise einen verstärkten thermischen Effekt des Makronährstoffs Protein, die diese Empfehlung stützen. Einer Studie aus dem Journal of the International Society of Sports Nutrition zur Folge gilt eine tägliche Proteinaufnahme bis 2,5g pro Kilogramm Körpergewicht als sicher im Hinblick auf Toxizi-tät und sonstige Begleiterscheinungen, die mit einer überhöhten Proteinzufuhr auftreten können.

Die genannten Empfehlungen können als vernünftiger Richtwert angesehen werden, den es möglicherweise individuell anzupassen gilt. Wichtig zu erwähnen ist an dieser Stelle, dass die
Proteinmenge sich immer am Zielgewicht und nicht am derzeitigen Gewicht orientiert!

Grundvoraussetzung für derartige Empfehlungen sind 2 Dinge:
1. Gesunde Nieren
2. Ausreichende Flüssigkeitszufuhr

Ausflug in den „dopenden" Sport
Die Riege der dopenden Athleten ist sogar in der Lage Protein-
mengen von bis zu 5g pro Kilogramm Körpergewicht umzu-
setzen und gewinnbringend zu nutzen (was nicht heißt, dass
alles davon automatisch zu Muskeln wird). Für derartig hohe
Einnahmemengen möchte ich mich an dieser Stelle natürlich
nicht aussprechen, da sie aber in der Praxis durchaus Anwendung
finden, seien sie der Vollständigkeit halber auch hier angeführt.

Resümee für HBN
***HBN sieht einen Proteinanteil von 2,0–2,5g pro Kilogramm
Körpergewicht (Zielgewicht) vor.***

Auswahl geeigneter Proteinträger

Aufnahmegeschwindigkeit
Bei der Auswahl geeigneter Proteinträger für den jeweiligen Zweck,
die jeweilige Tageszeit und die jeweilige Mahlzeit gilt es, Individuali-
täten bei der Aufnahmegeschwindigkeit zu unterscheiden.

Hier sind es besonders flüssige Produkte wie fettarme Milch-
oder Proteinshakes, die eine schnelle Aufnahme gewährleisten.
Die schnellste Aufnahme ist derzeit mit der Verwendung von
Whey-Hydrolisat) zu erwarten. Es handelt sich dabei um Molkenprotein, also den ersten von 2 Bestandteilen des Milchproteins,

hier jedoch in bereits „vorverdauter" (hydrolisierter) Form. Feste faserige Proteine mit einem möglicherweise gleichzeitig moderaten bis hohen Fettanteil sorgen eher für eine langsame, dafür aber etwas stetigere Aufnahme. Spitzenreiter beim Thema „Time-Realesed"-Effekt von Protein ist übrigens Casein, der zweite Bestandteil des Milchproteins, der im Magen verklumpt und dadurch nur sehr langsam abgebaut wird.

Je nachdem, was man mit einer Zufuhr von Protein bezwecken will bzw. wie schnell man für Aminosäurenachschub sorgen möchte, kann man sich hier der Wahl eines angemessenen Proteins bedienen.

Biologische Wertigkeit (BW)
Ein wichtiges Kriterium bei der Wahl des richtigen Proteins ist die biologische Wertigkeit. Sie bewertet ein Protein danach, wie viel des Anteils an Nahrungseiweiß auch tatsächlich in körpereigenes Eiweiß umgesetzt werden kann, und ist somit, wenn man so will, ein Maß für die Effizienz eines Proteins.

Je eher die Aminosäuresequenz derer des körpereigenen Proteins gleicht, desto besser steht es um die Wertigkeit und desto besser kann ein Nahrungsprotein den Protein-Turnover in Sachen Proteinaufbau unterstützen.

Als Referenzprotein haben die Begründer des Modells der biologischen Wertigkeit Vollei eingesetzt und ihm den Wert 100 zugeordnet. Verglichen mit dieser Referenz können andere Proteinträger nun entsprechend Werte unter 100 bei schlechterer Verwertung aber auch über 100 bei besserer Verwertung erreichen.

Bei der Wahl der richtigen Proteinträger in Sachen biologische Wertigkeit muss man tierischen Proteinen den Vorzug gewähren. Während Vollei den Wert 100 erreicht, kann mit der Aufnahme von Molkenprotein sogar eine biologische Wertigkeit von 104–110 erreicht werden. Milch, Fisch und Fleisch bewegen sich größtenteils im Bereich von 80–90, während der Eiweißanteil pflanzlicher Proteinträger wie Bohnen, Mais, Reis, Weizenmehl oder Kartoffeln nur Werte zwischen 55 und 80 erreicht. Natürlich gibt es sowohl bei der einen als auch bei der anderen Gattung an Proteinträgern Ausnahmen, generell dominieren aber tierische Proteine in Sachen biologische Wertigkeit.

Wichtig zu erwähnen ist noch, dass durch geschickte Kombinationen mehrerer Proteinträger die biologische Wertigkeit immens verbessert werden kann. Werte über 100 sind so auch mit der Kombination aus pflanzlichen Lebensmitteln mit Leichtigkeit erreichbar.

Tabellen zu derartigen Kombinationen und auch zur biologischen Wertigkeit aller Proteinträger finden sich zuhauf im Internet, weshalb wir hier auf eine Veröffentlichung verzichten.

Insulin-Index

Der Insulin-Index gibt an, wie stark ein Lebensmittel den Insulinspiegel im Blut anhebt. Er bezieht nicht nur kohlenhydrathaltige Lebensmittel in die Bewertung mit ein, sondern berücksichtigt auch kohlenhydratarme oder gar kohlenhydratfreie Lebensmittel, die das Aufkommen an Insulin beeinflussen.

Notwendig wird eine eigenständige Bewertung des Insulin-Index, da sich gezeigt hat, dass es Lebensmittel gibt, die trotz einer niedrigen glykämischen Bewertung (ein Thema, das im nächsten Kapitel behandelt wird) eine starke Insulinausschüttung hervorrufen. Holt et al gehen zwar davon aus, dass zwischen der glykämischen Bewertung via glykämischem Index sowie glykämischer Last und dem Insulin-Index bei den meisten Lebensmitteln ein direkter Zusammenhang besteht, dennoch muss ein Ernährungssystem wie HBN auch die Ausnahmen ins Kalkül ziehen, und hier kommt das Thema Proteinträger ins Spiel.

Gerade Proteinträger wie Fleisch, Fisch, aber auch Milch und Joghurt lösen im Vergleich zum Blutzuckeranstieg eine wesentlich höhere Ausschüttung an Insulin aus, als nach glykämischer Bewertung eigentlich zu erwarten wäre. Unter allen naturbelassenen Lebensmitteln sind es Proteinträger, die pro enthaltenem Gramm

Kohlenhydrate für höchste Insulinausschüttung im Blut sorgen. Spitzenreiter bei dieser Betrachtung sind Studien zufolge Milchprodukte und hier wiederum ganz besonders der Molkeanteil in Milchprotein, auch genannt Wheyprotein. Durch Ihre spezielle Aminosäurebilanz mit hohem Anteil an insulinogenen Aminosäuren, einem hohen Anteil an Beta-Casein und die Beeinflussung bestimmter Peptidhormone des Verdauungstraktes (GIP und GLP-1) sorgt gerade Molkenprotein für einen Insulinanstieg, wie er teilweise selbst bei der Verabreichung von reiner Glukose nicht auftritt. Milchzucker (Laktose) und Milchfett sind in Sachen Insulin-Index von Milchprodukten eher zweitrangig.

Auch andere Proteinträger bewirken ihrerseits eine eigenständige Blutzucker unabhängige Insulinsekretion, jedoch nicht in diesem Ausmaß. Relativiert wird die blutzuckerunabhängige Insulinausschüttung durch Proteinträger dadurch, dass unser Körper etwa zurselben Zeit im Normalfall genug Glucagon ausschüttet, um eine drastische Absenkung des Blutzuckerspiegels bis in einen hypoglykämischen Bereich zu vermeiden und den Blutzuckerspiegel relativ konstant zu halten, dennoch hebt sich der Insulinspiegel zunächst mit der Verabreichung erst einmal an. Bei hydrolisiertem Wheyproteinprotein sorgt der zusätzliche Verarbeitungsschritt bei der Herstellung für eine sehr schnelle Aufnahme und so mitunter dafür, dass es etwa 60 Minuten nach der Einnahme zu einem Abfall des Blutzuckerspiegels in einen leicht hypoglykämischen Bereich kommen kann, der Erfahrungsberichten zur Folge schon in vielen Fällen für leichte Unterzuckerungserscheinungen wie Heißhunger, Zittern oder kalten Schweiß gerogt hat. Der Inulin-Index als solches ist also nicht gänzlich uninteressant wenn es um die Bewertung und den Einsatz geeigneter Proteinträger geht.

Resümee für HBN
Bei der Wahl des geeigneten Proteinträgers besteht eine Menge Optimierungspotenzial. Generell gibt es unter den naturbelassenen Lebensmitteln keine „schlechten" Proteinträger. Entscheidend ist es, das richtige Protein zur richtigen Zeit für die jeweilige Zielsetzung auszuwählen.

Kohlenhydrataufnahme nach HBN

HBN empfiehlt je nach Zielsetzung die Aufnahme unterschiedlicher Formen von Kohlenhydraten. Genannt werden „hoch glykämische" und „niedrig glykämische" Vertreter. Ich möchte an dieser Stelle kurz auf diese Begrifflichkeiten eingehen, um in Sachen Umsetzung von HBN das nötige Basiswissen zu liefern.

Der glykämische Index/Die glykämische Last

Glykämischer Index (GI)

Unter dem glykämischen Index (GI) versteht man die Einstufung von kohlenhydrathaltigen Lebensmitteln hinsichtlich ihrer Auswirkung auf den Blutzuckerspiegel. Als Referenzwert wurde die Auswirkung von 50g Traubenzucker mit dem Wert 100 belegt. Verglichen wird dies nun immer mit einer Lebensmittelmenge, bei der ebenfalls 50 g Kohlenhydrate aufgenommen werden.

Je niedriger der glykämische Index für ein Lebensmittel ausfällt, desto geringer fällt auch der Anstieg des Blutzuckers pro angegebene Portion im Vergleich zur Aufnahme von 50 g Traubenzucker aus.

Beispiel:
Die Aufnahme von 50 g Kohlenhydraten aus Apfel wird mit einem GI von 35 angegeben. Der Anstieg der Blutzuckerkurve fällt also etwa nur 1/3 so ausgeprägt aus, wie dies bei 50 g Traubenzucker der Fall wäre. Apfel kann somit als niedrig glykämisches Lebensmittel angesehen werden.

Weißer Reis wird mit einem GI von 55,3 angegeben, zählt also eher zu den hoch glykämischen Kohlenhydraten.

Aufstellungen hinsichtlich des glykämischen Index finden sich im Internet zuhauf, weshalb wir an dieser Stelle auf eine detaillierte Aufstellung aller Lebensmittel verzichten möchten. HBN ist bestrebt, Ihnen den Background mit auf den Weg zu geben, mit dem Sie dann selbst die richtige Lebensmittelauswahl nach unserer Vorgabe treffen können.

Glykämische Last (GL)

Die glykämische Last ist im Vergleich zum glykämischen Index eine noch genauere Bestimmung von Lebensmitteln hinsichtlich deren Auswirkung auf den Blutzuckerspiegel, da sie nicht die Aufnahme von 50 g Kohlenhydraten aus dem jeweiligen Lebensmittel als Vergleichsgröße veranschlagt, sondern mit der verwertbaren Menge Kohlenhydrate pro Portion eines Lebensmittels arbeitet. Die Berechnung der glykämischen Last findet anhand folgender Formel statt:

Glykämischer Index / 100 x Kohlenhydratanteil (in Gramm)

Die GL berücksichtigt im Klartext also zusätzlich die Kohlenhydratdichte eines Lebensmittels.

Beispiel:
Während Wassermelone einen hohen GI von 75 aufweist, liegt die GL lediglich bei 7,5.

Grund:
Der Zuckergehalt liegt lediglich bei 6 g pro 100 g. Der GI von weißem Reis liegt bei 55,3, die GL wird sogar mit 70 veranschlagt, da der Kohlenhydratanteil pro 100 g mit 79 g zu Buche schlägt und die Kohlenhydratdichte eben entsprechend hoch ausfällt.

Auch zur GL finden sich unzählige Listen im Internet, weshalb wir hier auf eine detaillierte Darstellung verzichten möchten.

Fazit:
Die Auswahl geeigneter Kohlenhydratquellen nach „niedrig glykämisch" oder „hoch glykämisch" sollte bei HBN über die glykämische Last stattfinden.

Fettsäureaufnahme nach HBN

Einteilung und Gewichtung der Fettsäuren

Prinzipiell lassen sich Fettsäuren neben der Kettenlänge zudem in folgende Unterkategorien einteilen:
- Gesättigte Fettsäuren
- Einfach ungesättigte Fettsäuren
- Mehrfach ungesättigte Fettsäuren

Jede dieser drei Unterkategorien erfüllt ihre Dienste im Körper, was bedeutet, dass keine der drei Unterkategorien in HBN fehlen darf. Obwohl gesättigte Fettsäuren unter Verdacht stehen, bei überhöhter Aufnahme den LDL-Cholesterinspiegel anzuheben, zeigen sich bei komplettem Verzicht auch sinkende HDL-Werte. Zudem steht die Aufnahme von Trägern gesättigter Fette (und Cholesterin) in Zusammenhang mit der Aufrechterhaltung des Testosteron-Aufkommens.

Bei den einfach ungesättigten Fettsäuren ist es besonders die Öl-säure, der förderliche Eigenschaften in Sachen Herz-Kreislauf-System zugesprochen werden. Bestes Beispiel bei den mehrfach ungesättigten Fettsäuren sind die sog. Eicosapentaensäure (EPA) bzw. Linolensäure, beide auch als Omega-3-Fettsäuren bekannt. Ihnen wird eine Vielzahl positiver Eigenschaften bescheinigt, die mitunter die Regeneration, den Anabolismus, die Lipolyse und die Muskelproteinsynthese betreffen.

Nach diesem wirklich nur kleinen Ausflug in die Aufgaben von Fettsäuren ist für HBN klar, dass alle drei Arten von Fettsäuren Verwendung finden müssen, es stellt sich nun nur noch die Frage der Gewichtung. Während gesättigte Fettsäuren etwas weniger für Funktionalität und mehr für den Aufbau von Adipozyten ge-dacht sind, bauen sich gerade einige Vertreter der mehrfach un-gesättigten Fettsäuren in die Zellmembran ein und verschaffen der Zelle so Gesundheit und einen lipophilen Charakter. Andererseits sind es gerade die ungesättigten Bindungen, die bei Fettsäuren das Oxidationspotenzial in die Höhe treiben und sie so anfälliger für freie Radikale machen. Es gilt also, einen gesunden Mittelweg für die Verteilung der Fettsäuren zu finden, der nach HBN wie folgt aussieht:

Gesättigte Fettsäuren	20 %
Einfach ungesättigte Fettsäuren	35 %
Mehrfach ungesättigte Fettsäuren	35 %

Ausnahmen bilden dopende Athleten. Wer sich exogen um die Bereitstellung von Testosteron kümmert, kann diese Funktion der gesättigten Fettsäuren in Zusammenhang mit Cholesterin eher ignorieren, nein, er muss sie sogar anders betrachten. Nebenwirkung anaboler Steroide ist die Verschlechterung der Cholesterinwerte bzw. der Verhältnismäßigkeit zwischen HDL und LDL. Dem muss hier mit einer verminderten Einnahme an Trägern gesättigter Fettsäuren zumindest ein wenig entgegengewirkt werden. Für diese Personengruppe gilt daher folgende Verteilung:

Gesättigte Fettsäuren	10 %
Einfach ungesättigte Fettsäuren	50 %
Mehrfach ungesättigte Fettsäuren	40 %

Omega 6 zu Omega 3 – Das Verhältnis entscheidet

Innerhalb der mehrfach ungesättigten Fettsäuren ist es von entscheidender Bedeutung, das richtige Verhältnis zwischen Omega 3 und Omega 6 herzustellen. Omega 3 und Omega 6 Fettsäuren haben eine antagonistische Wirkung auf den Körper, d. h., sie wirken entgegengesetzt bzw. heben sich in ihrer Wirkung gegenseitig auf. Beide werden benötigt zum Aufbau von Strukturlipiden und sind Ausgangsstoff für unterschiedliche Zellmediatoren und Hormone. Zellmediatoren steuern unser Immunsystem, Entzündungen, die Fettspeicherung und die Blutgerinnung.

Es wirken immer zwei dieser Botenstoffe entgegen (Antagonismus), die einen werden aus Omega-3-, die anderen werden aus Omega-6-Fettsäuren hergestellt. Beide steuern so unseren Körper. Gesundheitlich bedenklich ist die Entstehung einer Omega-6-Dominanz. Diese kann entstehen aus:

- Vermehrtem Verzehr von Getreideprodukten, welche einen hohen Omega-6-Gehalt aufweisen (Weizen 14:1, Roggen 11,5:1, Soja 10,5:1 und Mais 29:1).
- Verzehr von Fleisch, Fleischprodukten, Eiern und Milchprodukten aus Mastbetrieben mit Mais-Soja-Fütterung statt Gras oder Leinsamen
- Verzehr von Fischen aus Zuchtfarmen (Zucht-Lachse liefern ca. 1/3 weniger Omega-3-Fettsäuren als frei gefangene Fische).
- Dominierende Verwendung von Ölen, die reich an Omega-6-Fettsäuren sind.
- Vermehrter Konsum von Fertigprodukten (enthalten teilweise hohe Mengen Omega-6-Fettsäuren).
- Drastische Senkung der Omega-3-Fettsäure-Zufuhr über geänderte Nahrungsmittelauswahl und geänderte Fettsäurebilanzen der verzehrten Lebensmittel.

Dieses Überangebot sorgt über die vermehrte Bildung von Eicosanoiden 2 und 4 sowie über eine Blockade von Omega-3-Eicosanoiden zu erhöhtem Risiko in Bezug auf etliche Erscheinungen wie Sklerose (Plaquebildung), Thrombose, Arthritis, Allergien, Bluthochdruck (Gefäßverengung), Diabetes oder Asthma. Studien belegen einen direkten Zusammenhang zwischen einem schlechten Verhältnis von Omega-Fettsäuren und der Entstehung von Adipositas. Ein Überaufkommen an Omega-6-Fettsäuren erleichtert überschüssigem Fett im Blut den Eintritt in die Adipozyten, während Omega-3-Fettsäuren sowohl die beschriebene Einlagerung als auch die Entstehung von neuen Adipozyten hemmen, indem sie die Aktivität bestimmter Lipogenese-Enzyme beeinflussen. Aus sportlicher Sicht ist ein normales Aufkommen an Entzündungsmediatoren durchaus wünschenswert,

um Mikrotraumen, ausgelöst durch das Training, entsprechend entgegenzuwirken. Ein Überaufkommen wirkt sich jedoch zwangsläufig negativ auf regenerative Vorgänge aus.

Aus diesem Grund streben wir bei HBN mindestens ein Verhältnis bei Omega-Fettsäuren von 3 (Omega 6) zu 1 (Omega 3) an. Wir erreichen dies über eine gezielte Gewichtung verschiedener Fettträger bzw. den gezielten Einsatz von Omega-3-Quellen wie:

- Fettfisch
- Leinsamen
- Walnüsse
- Raps-, Hanf- und Sojaöl
- Pinienkerne
- Pecan-Nüsse
- Weizenkeimöl
- Div. Schalentiere

Resümee für HBN:
Für Fettsäuren sieht HBN eine festgelegte Gewichtung an Fettsäuren und nochmals eine separate Vorgabe bei der Gewichtung von Omega-Fettsäuren vor, die es bestmöglich einzuhalten gilt. Hier ist mit Sicherheit etwas Lebensmittelkunde gefragt, der Einsatz wird sich aber definitiv auszahlen. Die angegebenen Prozentzahlen werden natürlich nicht immer zu 100% umsetzbar sein, zeigen jedoch klar die Tendenz der Verteilung auf.

Wer sich nicht die Zeit nehmen möchte, seine Fettsäureaufnahme selbst zu planen, sollte sich diese von einem HBN-tauglichen Nutrition-Coach zusammenstellen lassen.

Frühstück –
Die wichtigste Mahlzeit des Tages – oder etwa nicht?

Dass Frühstück die wichtigste Mahlzeit des Tages sei, wird uns eigentlich seit jeher eingebläut. Besonders Sportlern wird in beinahe allen gängigen Ernährungsformen ein protein- und kohlenhydrathaltiges Frühstück ans Herz gelegt.

Die Cortisol-Problematik

Der Grund ist mitunter folgender:
Wie wir bei den hormonellen Tagesverläufen gesehen haben, besteht gerade morgens nach dem Aufstehen das höchste Aufkommen an Cortisol. Cortisol hat in der Sportszene den Ruf des großen Buhmanns. Als kataboles Hormon versuchen wir sein Aufkommen zu minimieren, da Katabolie auch die Muskulatur betreffen kann.

Da ich mit dieser These nur bedingt einverstanden bin, werden wird Cortisol nun etwas genuer unter die Lupe nehmen:

Exkurs Cortisol

Definition
Cortisol gehört zu den natürlichen Vertretern der Glykocortikoide und wird in der Nebennierenrinde gebildet. Glykocorticoide zählen zur Gruppe der Steroidhormone. Durch ihren lipophilen Charakter (fettlöslich) können Steroidhormone problemlos die Zellmembran passieren und so an den unterschiedlichsten Orten unseres Körpers wirksam werden.

Daseinsberechtigung
Als Stresshormon wird Cortisol auch in solchen Situationen gebildet. Stress kann dabei physischer oder psychischer Natur sein. Stressfaktoren können *vom Körper* ausgehen (z. B. bei einer

Hypoglykämie oder einer Entzündung) oder *von der Außenwelt* herrühren (z. B. Stress am Arbeitsplatz, Stress durch Umweltfaktoren, aber auch Stress durch Sport oder im Privatleben). Cortisol hilft dem Körper bei der Stressbewältigung und bekämpft Entzündungen. Diese wichtigen Funktionen machen es zu einem lebenswichtigen Hormon, welches niemals komplett unterdrückt werden darf. Ein normales Aufkommen an Cortisol ist nützlich und hat weder negative Auswirkungen auf unsere Gesundheit noch auf sportliche Leistungen.

Wir alle brauchen Cortisol!

Synthese
Die körpereigene Cortisolsynthese unterliegt starken Schwankungen im Laufe des Tages und ist von Person zu Person unterschiedlich ausgeprägt.

Die Nebenniere produziert täglich 25–35 mg Cortisol, davon wird morgens deutlich mehr gebildet als abends. Die Hauptproduktion findet in der zweiten Nachthälfte statt, maximale Verfügbarkeit besteht zwischen 07.00 und 08.00 Uhr morgens. Im Laufe des Tages fällt Cortisol stark ab. Am Abend sind nur noch ca. 10 % des Morgen-Wertes im Blut nachweisbar.

Cortisol ist keinen relevanten altersspezifischen Veränderungen unterworfen. Allerdings können im Alter Funktionsveränderungen, z. B. gesteigerte Cortisolproduktion auf Stressreize, auftreten.

Erhöhte Cortisolspiegel
Krankhaft (chronisch) erhöhte Cortisolspiegel können unter anderem aufgrund einer Mehrproduktion durch die Nebennierenrinde (Hypercortisolismus), eines Mehraufkommens von Transportproteinen oder bei einer langen Östrogentherapie (Anti-Baby-Pille) auftreten. Zu kurzfristigen Erhöhungen kann es bei Infektionen, Alltagsstress, Verbrennungen, Alkoholmissbrauch und Leistungssport, sprich: bei auftretenden Stressfaktoren, welche auf unseren Körper einwirken, kommen.

Auch Koffein erhöht die Menge an Cortisol. Mit in einer Studie verabreichten 750 mg Koffein pro Tag konnte im Vergleich zu einer Placebogruppe eine signifikante Erhöhung der Cortisolkonzentration nachgewiesen werden.

Stoffwechsel

Eine Hauptwirkung des Cortisols ist die Beeinflussung des *Kohlenhydratstoffwechsels*. Es fördert den Proteinabbau und stellt dadurch Aminosäure-Bausteine zur Verfügung, welche dann in Glukose umgewandelt werden (Gluconeogenese). Erreicht werden sollen eine Erhöhung des Blutzuckerspiegels und eine stabile Glukosereserve der Leber in Stresssituationen. Auch Milchsäure wird in der Leber zu diesem Zweck in Glukose umgewandelt.

Cortisol und Muskulatur

Die Auswirkungen auf den Stoffwechsel betreffen auch unsere Skelettmuskulatur. Cortisol hemmt den Aufbau von Proteinstrukturen (Proteinsynthese/Anabolismus) und fördert gleichzeitig den Abbau von Proteinstrukturen im Muskel (Katabolismus). Neben dem aktiven ist auch das passive Bewegungssystem (Knochen, Sehnen, Bänder …) von diesem Katabolismus betroffen.

Körperfett

Cortisol hemmt die Glukoseverwertung und sorgt indirekt für eine verstärkte Lipolyse, d. h. für ein verstärktes Freisetzen von Fettsäuren aus den Fettzellen zur Energiebereitstellung im Blut, indem es die lipolytische Wirkung von Adrenalin und Somatropin erhöht. Der in den Fettzellen gegensätzlich ablaufende Vorgang der Lipogenese, sprich der Aufbau von Fettspeichern, wird durch Cortisol gehemmt.

Aber:

Bei krankhafter Erhöhung oder bei psychischem Stress gibt es für die freigesetzten Fettsäuren im Blut in der Regel keine energetische Verwendung, *sie werden nicht verbraucht*. Die Folge davon ist, dass sich die Fettsäuren nach Abklingen der hohen

Cortisolkonzentration wieder den Weg in die Fettzellen suchen, um dort wieder gespeichert zu werden. Leider geschieht diese Wiedereinschleusung oftmals systematisch und vorwiegend in den Fettspeichern der Bauchfettregionen. Dort werden die Fettsäuren als gefährliches, viszerales Bauchfett abgelagert und erhöhen dort das Risiko für Stoffwechselerkrankungen.

Insulinsensibilität
Cortisol und Adrenalin hemmen gemeinsam den Eintritt von Glukose in die Zelle (Rückgang der Insulinsensitivität). Unter Belastung verarmt nun die Zelle und schreit nach Glukose. Glukose wird gleichzeitig aufgrund der stattfindenden Gluconeogenese aus Aminosäuren vermehrt ins Blut abgegeben. Diese Konstellation sorgt für ein erhöhtes Insulin-Aufkommen, da Insulin immer dann produziert wird, wenn zu viel Glukose im Blut schwimmt. Der Zustand ist bei erhöhtem Cortisol-Aufkommen dauerhaft gegeben und führt so zur Ausbildung von Diabetes Typ II, sofern man nichts dagegen unternimmt.

Sorgt man für einen Rückgang des Cortisolspiegels (über eine Medikation oder sonstige Maßnahmen), wird die Glukose aufgrund der hohen Insulinkonzentration im Blut förmlich in die Zellen geschossen. Das Blut leert sich sehr schnell und wird glukosearm (Hypoglykämie – Unterzucker). Die unvermeidbare Folge daraus ist das Entstehen von Heißhunger und Appetit auf Kohlenhydrate.

Entzündungen und Immunsystem
Cortisol wirkt hemmend auf alle Entzündungen und Allergien bzw. lässt diese gar nicht erst entstehen (antiphlogistisch). Dies schützt uns im Ernstfall vor einem lebensbedrohlichen Zustand. Cortisol wirkt jedoch auch blockierend auf die Neubildung von weißen Blutzellen (Leukozyten und Lymphozyten) und unterdrückt somit die normale Immunabwehr. Somit besteht unter erhöhtem Cortisolspiegel ein dauerhaft erhöhtes Infektionsrisiko. Auch die Wundheilung wird negativ beeinflusst.

Wasserhaushalt

Glucocorticoide wie Cortisol wirken sich immer auch auf die Mineralocorticoide aus. Mineralocorticoide bestimmen den Mineralienstoffwechsel. Unter dem Einfluss von Cortisol regeln sie die Plasmakonzentration von Natrium- und Kaliumionen nach oben. Es kommt zu einer Retention (Ansammlung/Zurück-haltung) von Wasser, d. h. zu einer verstärkten Wasserbindung im Körper, welche mitunter zur Erhöhung des Blutdrucks beiträgt.

Durchblutung

Durch eine Hemmung des Enzyms NO-Synthase unterdrückt Cortisol die Umwandlung von L-Arginin zu Nitric Oxide (Stick-stoffmonoxid – NO). Die besagte Hemmung sorgt dafür, dass sich die Blutgefäße enger zusammenziehen, der Blutdruck an-steigt und die Durchblutung vermindert ist. Dies hat gerade im Sport weitreichende Bedeutung, wenn es um die Nährstoff- und Sauerstoffversorgung unserer Muskulatur geht.

Beeinflussung anderer Hormone

Cortisol ist das Yang zum Yin der anabolen Hormone DHEA, Testosteron, Insulin, IGF-1 und Wachstumshormon. Anabol und katabol wirksame Hormone beeinflussen sich gegenseitig. Hohe Cortisolwerte bedeuten niedrige Werte anaboler Hormone und umgekehrt. Erhöhte Cortisolkonzentrationen bedeuten zu-dem ein verringertes Aufkommen an Schilddrüsenhormon. Da dieses Hormon für die Einstellung unseres Ruhestoffwechsels verantwortlich ist, bedeutet eine Verringerung eben auch eine Senkung der Stoffwechselrate und somit einen Rückgang des Grundumsatzes.

Training

Höchstbelastung im Training bedeutet für unseren Körper Stress. Muskel- und Leberglykogenspeicher werden im Training je nach Art der Belastung mehr oder weniger stark in Mitleidenschaft ge-zogen. Die gleichzeitige Erschöpfung unseres zentralen Nerven-systems bedeutet weiteren Stress, der auf unseren Körper aus-geübt wird. All diese Faktoren führen gemeinsam dazu, dass der

Körper als normale Schutzwirkung Cortisol ausschüttet. Cortisol steigt während eines intensiven Trainings kontinuierlich an. Ohne Rücksicht auf die Ambitionen eines Sportlers beginnt Cortisol, Aminosäuren aus der Muskulatur abzuziehen und in Glukose umzuwandeln. Auch Fett aus den Fettspeichern wird zunächst aus diesen herausbefördert und steht im Blut als weitere Energiequelle zur Verfügung (Blut-Triglyceride). Ein hohes Aufkommen von Glukose und Fettsäuren im Blut korreliert unter Cortisol-Überschuss mit einer gehemmten Aufnahmefähigkeit der Zellen. Die sogenannte muskuläre Insulinsensitivität, sprich: Wie sensibel die Muskelzelle auf ankommendes Insulin reagiert, ist unter Cortisol reduziert. Die im Blut verfügbare Glukose kann nicht für Regenerationszwecke in die Muskelzelle gelangen, es entsteht somit intrazellulär ein kataboles Stoffwechselmilieu. Cortisol kann zudem den Wachstumshormonspiegel durch Stimulierung von Somatostatin (ein Wachstumshormon-Antagonist (Gegenspieler)) hemmen. Auch die IGF-1-Konzentration sinkt unter dem Einfluss von Cortisol. IGF-1 ist einer der wichtigsten anabolen Substanzen im Körper und verantwortlich für einige der positiven Wirkungen, die man dem Wachstumshormon nachsagt, da GH (Growth Hormon) in der Leber in IGF-1 umgewandelt wird. Auch Gonadotropin und Schilddrüsenhormone erfahren unter Cortisol eine Hemmung. T4, das inaktive Schilddrüsenhormon, kann schlechter in die aktive T3-Form umgewandelt werden, was Bemühungen, den Körperfettgehalt zu reduzieren, deutlich bremst. Letztlich ist die Hemmung des Testosteron-Aufkommens das, was die Möglichkeit einer verstärkten Proteinsynthese mit am deutlichsten beschneidet. Der Muskelaufbau steht in direkter Relation zum Testosteron/Cortisol-Verhältnis im Körper. Je nachdem, welches Hormon dominiert, werden anabole oder katabole Prozesse gefördert.

Fazit:
Physischer und psychischer Stress, einige Krankheitsbilder oder aber die Aufnahme von Stimulanzien sorgen für ein Überaufkommen an Cortisol. Während „normale"

Konzentrationen im Gleichklang mit anderen Hormonen keine negativen Einflüsse zur Folge haben, führt ein Überaufkommen zu:

- Desensibilisierung der Insulinrezeptoren
- Hemmung der Proteinsynthese und Förderung der Proteolyse
- Hemmung der Lipogenese und Förderung der Lipolyse
- Hemmung des Immunsystems
- Verstärkter Wasserretention
- Verringerung des Grundumsatzes
- Verringerung des Aufkommens anaboler Hormone wie GH und IGF-1
- Verschiebung des Testosteron-/Cortisol-Verhältnisses

Aus diesen Ausführungen zu Cortisol lassen sich nun Empfehlungen ableiten, die dann besonders interessant sind, wenn das Cortisolaufkommen physiologisch am höchsten ist, nämlich morgens!

Frühstück bei erhöhtem Cortisol-Aufkommen

Gestresste Personen, Leistungssportler (besonders Frauen), starke Kaffeetrinker, Personen unter medikamentöser Behandlung mit Cortison oder Personen, welche akut größere Mengen Stimulanzien einsetzen, müssen einen Überhang bei Cortisol ebenso in Erwägung ziehen wie dopende Sportler nach Beendigung einer Anabolika-Kur. Bei Wettkampfsportlern „natural" oder anderen Personen, die sich in einer stark hypokalorischen und kohlenhydratarmen Ernährungsphase befinden, besteht die Gefahr eines schlechten Testosteron/Cortisol-Verhältnisses außerhalb der Homöostase. Hier kann es einerseits zu erhöhten Cortisolwerten und andererseits diätbedingt zu erniedrigten Testosteronwerten kommen. Für sie alle muss gelten, das Cortisol-Überaufkommen mit Ernährung und Supplementierung möglichst zu unterdrücken.

Da dies am besten über die Ausschüttung von Insulin geht, sollte sich das Frühstück aus einer kombinierten Gabe bestehend aus Kohlenhydraten und Protein zusammensetzen. Wie wir oben erfahren haben, geht auch von Proteinträgern eine eigenständige Wirkung auf den Insulinspiegel aus. Da jedoch gegenkompensatorische Maßnahmen im gleichen Zuge greifen ist nicht zu erwarten, dass es gerade in den Morgenstunden zu einer ausreichend hohen Absenkung des Cortisolüberaufkommens kommt, weshalb die gleichzeitige Zufuhr hochglykämischer Kohlenhydrate hier notwendig erscheint.

Von besonderer Bedeutung ist eine solche Vorgehensweise wenn zudem morgens eine Trainingseinheit oder gar ein Wettkampf stattfinden, da die Charaktereigenschaften des Cortisols hier einen stark negativen Einfluss vermitteln würden. Auf eine derartige Situation muss zumindest im Falle einer verstärkt anaeroben Belastung mit einer etwas höheren Menge an Kohlenhydraten reagiert werden.

Resümee für HBN:
Wer starkem Stress unterworfen ist, wird nach HBN ein kohlenhydrat- und proteinmoderates Frühstück einnehmen. Richtwerte zum Proteinbedarf liegen bei 20-30g, vornehmlich aus einer Proteinquelle mit einem hohen Gehalt an BCAA. Richtwerte zum Kohlenhydratbearf liegen im Bereich von 40-70g, abhöngig davon, ob zum bestehenden Cortisolüberschuss noch ein Training in den Morgenstunden stattfindet oder nicht. Bei beiden Richtmengen können individuelle Anpassungen notwendig werden. Die verabreichten Kohlenhydrate werden als Teil der berechneten Gesamtmenge an Kohlenhydraten (oder als Pre-Workout-Zugabe) angesehen, Sie werden nicht zusätzlich aufgenommen. Mit der genannten „berechneten Gesamtmenge" werden wir uns später noch genauer beschäftigen.

Frühstück bei normalem Cortisol-Aufkommen

Personen mit ausgeglichenem Stress-Management bzw. solche, bei denen von einem normalen Cortisol-Level auszugehen ist, sowie dopende Personen mit einem exogen herbeigeführten testosteronlastigen Testosteron/Cortisol-Verhältnis müssen sich um den morgendlichen Hochstand bei Cortisol keine größeren Sorgen machen, da er in Homöostase mit den anderen Hormonen auftritt, bzw. ein günstiges Verhältnis von Cortisol zu Testosteron besteht. Eine Aufnahme von Kohlenhydraten oder besonders insulinogener Proteinquellen muss hier nicht zwangsläufig erfolgen, außer es findet gleich morgens eine Krafttrainingseinheit statt. Die Aufnahme von Stimulanzien sollte dennoch auch hier nicht in höhere Bereiche abschweifen.

Wenn Kohlenhydrate nicht zwingend benötigt werden, stellt sich die Frage, ob man evtl. zugunsten der direkt und indirekt vermittelten Effekte von Cortisol auf den Fettstoffwechsel generell auf das Frühstück verzichten sollte. Hier kommt neben Cortisol noch ein weiteres Hormon ins Spiel, das morgens sein Unwesen treibt – Ghrelin.

Ghrelin – Signalgeber für Appetit

Ghrelin (Growth Hormone Release Hormone) wird immer dann in der Magenschleimhaut verstärkt gebildet, wenn unser Körper Appetit signalisieren möchte. Die beigefügte Darstellung zeigt, dass der Ghrelinspiegel morgens nach dem Aufwachen seinen Höchststand erreicht, was auch nachvollziehbar ist, da wir hier aus einer nächtlichen Phase des Fastens kommen.

Ghrelin erhöht neben GH auch die Spiegel von Prolaktin, Aldosteron, Cortisol und Epinephrin. Auf TSH und Gonadotropine hat Ghrelin keinen Einfluss.

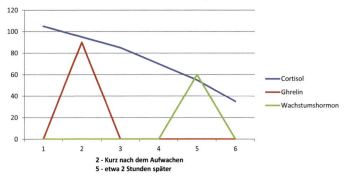

Darstellung Hormone morgens

Wirkungsweise Ghrelin
Auf den Glukose-Stoffwechsel wirkt Ghrelin hyperglykämisch und stimuliert neben der Gluconeogenese auch die Glukose-Abgabe aus der Leber. Der beschriebene hohe Ghrelin-Einfluss am Morgen geht also mit dem sog. Dawn-Phänomen bei Insulin Hand in Hand. Im Rahmen dieses Phänomens kommt es nachts zur Ausschüttung von Insulinantagonisten, welche unsere Zellen morgens stärker insulinresistent machen.

Ghrelin wirkt fettanabol, indem es die Erhöhung der insulinabhängigen Glukose-Aufnahme stimuliert und zur Differenzierung und Ausreifung von Vorläuferzellen der Adipozyten antreibt. Es hemmt zudem die Lipolyse und speichert Triglyceride als Energiereserve in der Leber. Für den Muskel bedeuten hohe Ghrelinspiegel eine Reduzierung der Triglyceride-Reserven (also äußerst kontraproduktiv für Ausdauersportler!).

Belassen wir die erhöhten Ghrelinwerte, indem wir das Frühstück gänzlich auslassen, vermittelt dies einen antilipolytischen, fettanabolen, hyperglykämischen Einfluss auf den Stoffwechsel. Außerdem wird die GH-Ausschüttung angeregt, was zumindest theoretisch der Lipogenese entgegentreten würde. Leider besteht hier das Problem des hohen Cortisolspiegels. Cortisol ist dafür bekannt, die Wachstumshormonausschüttung über die Bildung des Wachstumshormon-Antagonisten Somatostatin zu hemmen.

Natürlich wird die Aufrechterhaltung eines erhöhten Ghrelin-spiegels etwa 2 Stunden nach dem Aufstehen für eine Wachstumshormonsynthese sorgen, dennoch ist das Profil von Ghrelin selbst der Faktor, weshalb es zu minimieren ist. Von Wachstumshormon profitieren wir alle hauptsächlich nachts, wie wir bereits gesehen haben.

Wirkungsweise Ghrelin

Einfluss auf Hormone	
GH-Freisetzung	↑
ACTH-Freisetzung	↑
Cortisol-Freisetzung	↑
Prolaktin-Freisetzung	↑?↓
Insulin-Freisetzung	↑
Anabole Effekte	
Appetit	↑
Adipositas	↑
Blutglukosespiegel	↑
Magen	
Magensäuresekretion	↑
Magenmotilität	↑
Kardiovaskuläre Funktion	
Blutdruck	↓

Darstellung Auswirkung Ghrelin

Während man von einem „normalen" Cortisol-Aufkommen morgens durchaus profitieren kann, sollte man versuchen, das Aufkommen von Ghrelin so gut es geht zu minimieren.

Die richtige Taktik

Rezeptorik des Magens
Die richtige Taktik besteht darin, den Insulinspiegel möglichst flach zu halten, um von den indirekt-lipolytischen und Lipogenese hemmenden Effekten des Cortisols zu profitieren, gleichzeitig aber Ghrelinwerte zu reduzieren, um dessen beschriebene Effekte zu minimieren. Um dies zu gewährleisten, ist es notwendig, sowohl die Mechano- als auch die Chemorezeptoren des Verdauungstraktes zu stimulieren. Sie signalisieren Sättigung und sorgen damit für einen schnellen Ghrelin-Abfall.

Einsatz von Makronährstoffen
Aufseiten der Makronährstoffe gestaltet sich unser Vorhaben nicht ganz so leicht. Auch die Studien dazu verstricken sich noch in gegenläufigen Aussagen. Feststeht, dass Kohlenhydrate (Stärketräger und Obst) einen Ghrelin-senkenden Einfluss haben. Ausgeschlossen davon ist Gemüse, hier kommt es zu erhöhten Werten bei Ghrelin. Obwohl wir in dieser Makronährstoffkategorie damit schon zwei wirkungsvolle Vertreter für eine Absenkung von Ghrelin entdeckt hätten, werden wir Kohlenhydrate aus den im Kapitel zu Cortisol genannten Gründen hier nicht einsetzen.

Relativ gut belegt ist die Annahme, dass Protein das Ghrelin-Aufkommen sogar anhebt, andererseits sollte es Insulin-vermittelt auch bei der Aufnahme der richtigen Proteinträger zu einem Abfall an Ghrelin kommen, weshalb ein genereller Ghrelinanstieg durch alle Proteinträger in Frage gestellt werden muss und zumindest für Proteinarten mit einem hohen Anteil an insulinogenen Aminosäuren als unwahrscheinlich anzusehen ist. HBN verzichtet trotz dieser Verstrickungen und Unstimmigkeiten nicht auf eine moderate Menge Protein morgens. Die Proteingabe hilft dabei, einen möglichen, von Cortisol vermittelten, Proteinabbau im

Rahmen der Gluconeogenese besonders im hypokalorischen Bereich zu vermeiden. Die Auswirkung fettreicher Lebensmittel hinsichtlich Veränderungen bei Ghrelin ist ebenfalls umstritten. Die Tatsache, dass sie, anders als Kohlenhydrate, keine nennenswerte Insulinausschüttung hervorrufen und gerade steigende Insulinspiegel als Auslöser für die Absenkung von Ghrelin angesehen werden, spricht gegen Fett als Ghrelin-senkenden Makronährstoff. Dennoch schneidet eine fettreiche Mahlzeit zumindest in einigen Studien als signifikanter Senker des Ghrelinaufkommens ab. Nicht zu vergessen ist die oben bereits erwähnte Stimulierung von Chemorezeptoren zur Absenkung des Ghrelin-Aufkommens, welche sich durch Fett und seinen hohen Kaloriengehalt pro Gramm am besten bewerkstelligen lässt. Letztlich gilt es, zudem das gerade morgens physiologisch erhöhte Aufkommen an Ghrelin zu berücksichtigen – eine Gegebenheit, die in vielen Studien übersehen wird. Unterm Strich gehe ich nach Sichtung aller verfügbaren Daten von einem Ghrelin-senkenden Effekt bei fetthaltigen Lebensmitteln aus.

Resümee für HBN:
Gestalten Sie Ihr Frühstück fettmoderat, proteinmoderat und weitgestgehend kohlenhydratfrei. Im Rahmen Ihres täglichen Kalorienbedarfs sollten Sie bis zu 30g Protein (ca. 123kcal) und mindestens 20g Fett (ca. 186 kcal) aufnehmen. Bei beiden Vorgaben können individuelle Anpassungen notwendig werden. Hinsichtlich der Wahl des richtigen Proteinträgers sollte man zugunsten des natürlichen Cortisol-Levels eher sparsam mit Quellen umgehen, die einen hohen Insulinindex aufweisen.

Frühstück bei morgendlichem Training

Trotz den eben gemachten Angaben für ein „optimales Frühstück aus hormoneller Sicht" gilt es eine weitere Entscheidung bei der Gestaltung zu treffen, und zwar genau dann, wenn eine Trainingseinheit auf den Morgen fällt. Diesen Punkt werde ich im folgenden Kapitel behandeln.

Workout-Nutrition

Gruppierungen nach HBN

Wie die richtige Ernährung rund um eine Trainingseinheit auszu-sehen hat, wird seit vielen Jahren kontrovers diskutiert. Unzählig sind die Modelle und Tipps, die in der Welt der Sporternährung kursieren. Leider sind die meisten davon stark verallgemeinernd, weil sie nicht bis hinunter auf die „Human Base" gedacht sind.

Ich möchte im folgenden Absatz meinen Weg vorstellen, der sich nicht stur an eine Art von Aktivität richtet, sondern vielmehr auf die jeweilige Art der Belastung (aerob oder anaerob) eingeht und dabei gleichzeitig die jeweiligen Zielsetzungen berücksichtigt.

HBN unterscheidet demnach:
1. Aerobes Training zur Körperfettreduzierung
2. Aerobes Training zur Leistungssteigerung
3. Intervalltraining zur Körperfettreduzierung
4. Anaerobes Training zum Muskelaufbau und zur Leistungs-steigerung
5. Anaerobes Training zur Körperfettreduzierung und zum Muskelerhalt

Anmerkungen

Allgemeines: Natürlich befindet sich der menschliche Stoffwechsel nie zu 100 % im aeroben oder anaeroben Bereich. Der Ansatz verfolgt hier die Dominanz einer bestimmten Belastungsvariante.

Zu 1.
Hierunter ist jegliche Art des aeroben (sauerstoffabhängigen) Trainings zu verstehen, welches ausgeführt wird, um damit eine Körperfettreduzierung herbeizuführen. Derartige Trainingseinheiten können im Fitnessstudio, auf dem Hometrainer, aber auch draußen in der Natur mit oder ohne Sportgerät durchgeführt werden.

Zu 2.

Diese Variante richtet sich an Sportler, deren Zielsetzung es ist, maximale Leistung in einer Ausdauersportart abzurufen.

Zu 3.

Intervalltraining kennzeichnet eine Form des Cardiotrainings (Training des cardiovaskulären Systems). Beim Intervalltraining wechseln sich intensive Trainingsphasen und weniger intensive Trainingsphasen im Laufe der kompletten Trainingseinheit ab. So treten sowohl aerob-dominante als auch anaerob-dominante Phasen auf. Intervalltraining kann in einer extensiven und intensiven Ausführung betrieben werden. Obwohl Intervalleinheiten auch im Rahmen des Trainings für Ausdauersportler, und damit zur Leistungsverbesserung, einen Platz haben, wird HBN-Intervalltraining ausschließlich zur Unterstützung der Körperfettreduzierung beschrieben. Größte Effekte verspricht hier das sog. HIIT (High Intensiv Intervall Training) als intensivste Form des Intervalltrainings.

Zu 4.

Hier ist die Rede vom typischen Kraft-/Muskeltraining mit der Ziel-setzung Muskelmassezuwachs, Muskelhypertrophie oder Kraftzuwachs. Ebenfalls in diese Kategorie fallen Trainingseinheiten aus dem Aus-dauersport, die nahe der anaeroben Schwelle und somit verstärkt unter Verbrauch von Glukose ausgeführt werden.

Zu 5.

Hier wird Kraft-/Muskeltraining mit dem Ziel betrieben, Muskelmasse trotz einer angestrebten Reduzierung von Körperfett und den damit ver-bundenen Maßnahmen zu erhalten.

PRE-Workout-Nutrition

Morgendliche Trainingseinheiten

Anaerobes Training (Körperfettreduzierung, Leistungssteigerung, Muskelerhalt und Muskelaufbau)

Die PRE-Workout-Mahlzeit bei morgendlichem anaerobem Training besteht aus einer Kohlenhydrat-Proteinmischung, und zwar unabhängig von der Zielsetzung (Muskelaufbau oder Muskelerhalt). Erreicht werden sollen damit die Absenkung des Cortisol-Aufkommens mit all seinen katabolen Eigenschaften sowie die Vorherrschaft von Insulin, dem anabolsten Hormon unseres Körpers. Egal ob auf Diät oder im Aufbau, Muskeltraining sollte immer unter möglichst anabolen Voraussetzungen ausgeübt werden. Wichtig ist es, darauf zu achten, möglichst leicht verdauliche Nährstoffe aufzunehmen, weshalb sich hier durchaus die Aufnahme sog. PRE-Workout-Supplements eignet, deren flüssige Darreichungsform für leichte Verdauung und schnelle Absorption sorgt. Die Nährstoffe sind bei einigen Supplements sehr gut aufeinander abgestimmt und kombiniert mit bestimmten nützlichen Zusatzsubstanzen (darauf kommen wir noch zu sprechen).

Auch die Aufnahme von Proteinquellen mit einem höheren Insulin-Index kann hier empfohlen werden. Um sich richtig auf die Situation einzustellen, sollte der Kohlenhydratanteil aus gemischt glykämischen Kohlenhydraten bestehen um einerseits den Cortisol-Level zu dämpfen, andererseits aber auch etwas länger anhaltende Energie für die anstehende Trainingseinheit zur Verfügung zu haben.

Als Richtwert möchte ich folgende Werte angeben:
- in etwa 40-60g gemischt glxykämische Kohlenhydrate
- 20-30g Protein mit hohem Anteil insulinogener Aminosäuren

Die verabreichten Kohlenhydrate gelten als Pre-Workout-Zugabe und werden daher zusätzlich zur errechneten Gesamtmenge eingenommen zu deren Ermittlung wir noch kommen werden.

Wer morgens Krafttraining betreibt, kommt um die Aufnahme einer gewissen Menge Kohlenhydrate und Protein nicht umhin.

Aerobes Training zur Körperfettreduzierung

Hierfür schreibt HBN die Aufnahme von 20-30g Protein vor. Um einen möglichen insulinogenen Effekt von Proteinträgern auf das Cortisolaufkommen, damit die gesamte vorherrschende Stoffwechselsituation und somit die Zielsetzung zu vermeiden, wird die Verwendung von Proteinquellen mit hohem Insulin-Index hier ausgeschlossen.

Andere schneller verfügbare Proteinquellen besonders in Pulverform sind ebenfalls rechtzeitig im Blutstrom verfügbar und so in der Lage eine mögliche Gluconeogenese zur Aufrechterhaltung des Blutzuckerspiegels zu minimieren. Da Kohlenhydrate einen direkten Einfluss auf den Blutzucker- und Insulinspiegel mit sich bringen verzichten wir hier auf eine Aufnahme.

Wichtig ist, bei diesem Punkt anzumerken, dass für derartige Trainingseinheiten eine maximale Dauer von 40–90 Minuten angedacht ist. Darüber hinaus muss man sich an den Ansatz aerobes Training zur Leistungsverbesserung halten.

Für aerobes Training zur Fettverbrennung genügt die Aufnahme von Protein vor dem Training.

Intervalltraining

Hier begeben wir uns in den anaeroben Bereich.

Der Vorteil bei Intervalltraining ist, dass die Aufnahme einer proteinmoderaten und kohlenhydratarmen Mahlzeit die angestrebte Fettverbrennung nicht signifikant beeinflusst, da der eigentliche Effekt nicht während oder unmittelbar nach der Trainingseinheit vermittelt wird, sondern in den Stunden danach. Die Zufuhr einiger gemischt glykämischer Kohlenhydrate kann in Verbindung mit der Proteinaufnahme aber dafür sorgen, dass muskelkatabole Effekte gedämpft werden.

Für Intervalltraining früh morgens sieht HBN die Aufnahme einer proteinmoderaten, kohlenhydratarmen Mahlzeit vor. Als Richtwert werden 20g Protein und 25-50g Kohlenhydrate vorgegeben, den es individuell anzupassen gilt.

Für Intervalltraining gibt es nach HBN geteilte Vorgaben hinsichtlich der Aufnahme von Makronährstoffen: mit Kohlenhydraten bei einem zu erwartenden Überaufkommen an Cortisol über das physiologische Maß hinaus, ohne Kohlenhydrate bei hormoneller Homöostase.

Aerobes Training zur Leistungssteigerung

Dieses Training wird mit einer etwa 60 Minuten vorher eingenommenen Kombination aus Protein und Fettsäuren abgehalten. Die Menge der Nährstoffe richtet sich nach der Dauer der jeweiligen Einheit, die bei Ausdauerathleten gut und gerne mal 6 Stunden betragen kann. Die Zufuhr von Energie und Protein ist hier zwingend nötig. Auf Kohlenhydrate kann jedoch zugunsten der Leistungsverbesserung, besonders des Fettstoffwechsels, in vielen Fällen verzichtet werden. Für derartige Einheiten ist natürlich eine ausreichende Menge Flüssigkeit genauso wichtig, wie genügend Nährstoffe zuzuführen.

Für morgendliche Trainingseinheiten zur Verbesserung der aeroben Leistung bedarf es der Zufuhr von Protein und Fettsäuren.

Trainingseinheiten während des Tages

Aerobes Training zur Körperfettreduzierung
und Intervalltraining
Diese Trainingseinheiten können prinzipiell ohne eine gesonderte
PRE-Workout-Nutrition ausgeführt werden. Im Falle stark
hypokalorischer Ernährung bietet sich analog der morgendlichen
Vorgabe die Aufnahme einer leicht verdaulichen, schnell ver-
fügbaren Proteingabe etwa 30 Minuten vor dem Training an.

*Egal ob konventionell oder im Intervall – Fettabbautraining kann
während des Tages in den meisten Fällen ohne separate PRE-
Workout-Nutrition ausgeführt werden.*

Aerobes Training zur Leistungssteigerung
Hier gilt dieselbe Vorgabe entsprechend den Ausführungen zum
morgendlichen Training.

*Aerobes Training zur Leistungsverbesserung unterscheidet hin-
sichtlich der PRE-Workout-Nutrition nicht in Bezug auf die
Uhrzeit der Durchführung.*

Anaerobes Training zum Muskelaufbau
und zur Leistungssteigerung
Dieses Training erfolgt bei HBN nach einer vorangegangenen
Zufuhr von Protein und Kohlenhydraten. Bezüglich des Timings
kann man hier nochmals eine Optimierung im Vergleich zum
morgendlichen Training vornehmen, die darauf abzielt, das
Verdauungssystem zum Training komplett zu entlasten, um
damit möglichst viel Blut für die muskuläre Versorgung sowie
den Abtransport von Stoffwechselendprodukten zur Verfügung
zu stellen.

Nach HBN verzehren Sie Ihre letzte feste Mahlzeit dazu etwa
1,5–2 Stunden vor dem Training. Achten Sie darauf, komplexe

Kohlenhydrate aufzunehmen, um den Insulinspiegel nicht unnötig in die Höhe zu treiben, dennoch aber zu stimulieren, um das Cortisol-Aufkommen vor dem Training zu reduzieren und ein leicht anaboles Umfeld zu erzeugen. In Sachen Insulin-Index muss bei der Wahl des geeigneten Proteinträges hier keine Rücksicht genommen werden.

Erfahrungswerte zeigen zudem, dass man Kohlenhydratgaben ab einer bestimmten Menge auf mehrere Zeitpunkte verteilen sollte. Da nach HBN Kohlenhydrate morgens in den meisten Fällen tabu sind, fällt die Wahl logischerweise auf die PRE-Workout-Mahlzeit. Viele meiner Athletinnen und Athleten fühlen sich im Training energiegeladener, wenn sie eine gewisse Menge Kohlenhydrate vor dem Training aufnehmen dürfen. Diesen Umstand aus der Praxis darf man bei aller Theorie nicht außer Acht lassen. Kritiker warten jetzt mit der gehemmten Fettverbrennung durch die zugeführten Kohlenhydrate auf. Ich sage jedoch, dieser Preis ist es auf lange Sicht gesehen wert, denn die zugeführten Kohlenhydrate erleichtern uns zum Ersten den Muskelaufbau und sorgen somit schneller für zusätzliche stoffwechselaktive Masse, die wiederum über 24 Stunden mehr Körperfett verbrennen kann, zum Zweiten berichten auch Ausdauersportler durchweg von positiven Auswirkungen einer Kohlenhydratgabe vor betont-anaeroben Trainingseinheiten auf die Leistungserbringung. Mit einigen Kohlenhydraten nach o. g. Schema werden wir der Zielsetzung Muskelaufbau und Leistungssteigerung in jedem Falle besser gerecht, ohne drastisch in die Fettverbrennung des gesamten Tages einzugreifen.

Bezüglich der Gewichtung des Kohlenhydratanteils möchte ich für Männer einen Richtwert von 0,6 g pro Kilogramm Körpergewicht und für Frauen einen Richtwert von 0,4 g pro Kilogramm Körpergewicht nennen, wohl wissend, dass 80 kg Körpergewicht nicht gleich 80 kg Körpergewicht sind. Ich gehe jedoch bei meiner Überlegung davon aus, dass sich der kluge Sportler erst dann für ein Muskelaufbauschema entscheidet bzw. erst dann in den leistungsbezogenen Ausdauersport einsteigt, wenn die Körperzusammensetzung und dementsprechend auch der Körperfettgehalt dies vernünftigerweise zulässt.

Einen zusätzlichen Optimierungsschritt, der eigentlich in das Kapitel HBN-Advanced fällt und dort auch nochmals eingehend behandelt wird, stellt die Aufnahme von BCAA etwa 30 Minuten vor dem Training dar. Neue Studien zeigen, dass die Gabe von BCAA (besonders Leucin) vor dem Training dabei helfen kann, die Muskelproteinsynthese nach dem Training signifikant stärker zu stimulieren. BCAA statt Leucin deshalb, weil die Aufnahme aller drei Vertreter dieser Gruppe eine nochmals bessere Wirkung verspricht. Entscheidend ist, mit der Supplementierung mindestens 3,5 g Leucin aufzunehmen.

Wer Muskelaufbau betreiben möchte oder sich für Leistungssteigerungen im anaeroben Bereich des Ausdauersports interessiert, sollte vor dem Training Kohlenhydrate zusammen mit Protein verzehren.

Anaerobes Training zur Körperfettreduzierung und zum Muskelerhalt

Da die Priorität auf der Zielsetzung Körperfettreduzierung liegt, verzichten wir hier PRE-Workout auf die Zufuhr von Kohlenhydraten vor dem Training. Analog dem anaeroben Training zum Muskelaufbau und zur Leistungssteigerung wird 1,5–2 Stunden vor dem Training die letzte Mahlzeit verzehrt, dieses Mal aber bestehend aus einer Protein-Fett-Kombination.

Analog der Vorgabe zum anaeroben Training für Muskelaufbau und Leistungssteigerung findet etwa 30 Minuten vor dem Training die beschriebene Aufnahme von BCAA statt.

Die Körperfettreduzierung wird maximiert, indem man PRE-Workout bei muskelerhaltendem Krafttraining auf die Zufuhr von Kohlenhydraten verzichtet.

Anmerkung:
Mit dem Thema leistungssteigernde Nahrungsergänzungen und Stimu-
lanzien möchte ich mich in einem separaten Kapitel befassen.

Sonderform – Einsatz anaboler Hormone

Anaerobes Training zur Körperfettreduzierung, zu Muskelerhalt, Muskelaufbau und zur Leistungssteigerung in Zusammenhang mit erhöhtem Aufkommen anaboler Hormone (Doping)

Bei diesen Konstellationen wird das Training nach HBN ohne Kohlenhydrate durchgeführt. Untertags sind auch im hypokalorischen Bereich geringere Auswirkungen durch Cortisol zu erwarten als morgens, weshalb wir hier zugunsten des Fettabbaus auf einen Insulinanstieg durch Kohlenhydrate verzichten. Drastische ernährungsbedingte Verschiebungen des Testosteron/Cortisol-Verhältnisses, wie sie bei stark hypokalorischen und zugleich kohlenhydratarmen Ernährungsformen zu erwarten sind, treten bei HBN nicht auf, da im Rahmen der Tagesbilanz ausreichend Kohlenhydrate zugeführt werden.

Richtig ist die Aufnahme einer proteinlastigen-fettmoderaten Mahlzeit etwa 2 Stunden vor dem Training und die oben bereits dargestellte Gabe von BCAA (Leucin) etwa 30 Minuten vor dem Training.

Dopende Athleten oder Sportler, deren Zielsetzung der Fettabbau ist, verzehren PRE-Workout Proteine und Fette.

Resümee für HBN:
Die Ernährung PRE-Workout kann nicht wie oftmals gehandhabt aus einer einzigen Empfehlung bestehen, die für alle möglichen Konstellationen gilt. Die Art der nötigen Energiebereitstellung muss genauso berücksichtigt werden wie der Zeitpunkt des Trainings (den man sich leider oftmals nicht aussuchen kann). Dann gilt es noch, sich mit relevanten Hormonkonstellationen, besonders bei Cortisol, zu befassen und die Gesamtheit aller Faktoren dann in

eine Ernährungsempfehlung zu integrieren. Genau diese Über-
legungen sind in HBN umgesetzt, um eine möglichst umfassende
Basisempfehlung für die behandelten Belastungsvarianten und
Zielsetzungen auszugeben.

INTRA-Workout-Nutrition

Unter INTRA-Nutrition versteht man die Aufnahme von Nährstoffen *während* des Trainings. Auch hierzu gibt es besondere Ernährungskonzepte und eine Vielzahl an eigens dafür konzipierten
Supplements.

Aerobes und anaerobes Training zur Leistungssteigerung

Ausdauerleistungssportler kommen bei aeroben Trainingseinheiten
oftmals um eine INTRA-Workout-Nutrition nicht herum, da
die Einheiten teilweise im mehrstündigen Bereich abgehalten
werden. Im aeroben Bereich besteht diese ebenso wie die PRE-
Workout-Nutrition aus einer Protein-Fett-Kombination, aus-
gerichtet auf den kalorischen Verbrauch des jeweiligen Athleten
und immer in Verbindung mit genug Flüssigkeit. Je nach Dauer
der Trainingseinheit kann es notwendig werden, auch an einen
leichten, aber immerhin vorhandenen Verbrauch muskulärer und
hepatischer Glykogenspeicher zu denken und diesen durch die
Gabe einiger Kohlenhydrate INTRA-Workout auszugleichen.

Auch stark anaerob betonte Ausdauereinheiten über 60 Minuten
nahe der anaeroben Schwelle rechtfertigen den Einsatz einer
INTRA-Workout-Nutrition, dieses Mal aber natürlich bestehend aus vorwiegend Kohlenhydraten in Verbindung mit einer
moderaten Menge Protein, da es hauptsächlich um den Ausgleich
des verbrauchten Glykogens geht. Spezifische Vorgaben können
an dieser Stelle nicht gegeben werden, da der Glykogenver-

brauch neben der Dauer der Trainingseinheit von einer Menge weiterer Faktoren wie beispielsweise dem Leistungsstatus und der anaeroben Beteiligung des Stoffwechsels im Rahmen der Belastung abhängt.

Sonstige Betätigungsvarianten

Für alle sonstigen anaeroben Trainingseinheiten oder aerobe Trainingseinheiten zur Körperfettreduzierung bis 90 Minuten besteht keine Notwendigkeit zur zusätzlichen Aufnahme von Nährstoffen während des Trainings. Im Magen-Darm-Takt angekommen, muss erstens ein gewisser Verdauungsaufwand betrieben werden, der wiederum Blut von der Muskulatur während des Trainings abzieht. Vor dem Training aufgenommen, stehen Nährstoffe genau dann im Blut zur Verfügung, wenn sie gebraucht werden. Während des Trainings ist die Verdauungsleistung zudem eingeschränkt.

Auch energetisch sehe ich beim Gros der Trainierenden keine Veranlassung für INTRA-Workout-Nutrition. Kohlenhydrate während eines Cardiotrainings eingenommen, hemmen die Lipolyse. Die Zufuhr von Antioxidantien während eines Krafttrainings zur Reduzierung von metabolischem Stress ist nicht nur als sinnlos, sondern teilweise sogar als kontraproduktiv zu betrachten, da gerade der hier ausgelöste Stress für Adaptionsvorgänge sorgt. Für eine Hemmung der Proteolyse und Aktivierung der Proteinsynthese sorgen wir bereits mit unserer PRE-Workout-Nutrition.

Profi-Tipp – Kohlenhydrate spülen
Wer trotz der allgemein gültigen Ausführungen gegen INTRA-Work-out-Nutrition mit Leistungseinbußen im Training zu kämpfen hat, kann sich eine interessante Entdeckung zunutze machen. Kohlenhydrate können demnach in Form von hypertonen Lösungen nicht getrunken, sondern alle 15 Minuten für 5 Sekunden gespült und dann wieder ausgespuckt werden. Diese Maßnahme spricht bestimmte Rezeptoren an,

die wiederum Areale im Hirn dahingehend manipulieren, dass weitere Energie für den Muskelapparat freigesetzt wird.

Resümee für HBN:
INTRA-Workout-Nutrition findet in HBN außer bei ausgedehnten Trainingseinheiten im aeroben und anaeroben Ausdauersport keine Verwendung. In Extremfällen kann sich das Spülen von Kohlenhydratlösungen positiv in Sachen Leistungserhalt auswirken. Grundvoraussetzung für eine Entscheidung gegen INTRA-Workout-Nutrition ist die Einhaltung der Vorgaben aus der Pre-Workout-Nutrition.

POST-Workout-Nutrition

Intervalltraining, Aerobes Training zur Körperfettreduzierung

Für beide Trainingsvarianten sieht HBN die Aufnahme von etwa 20-30g Protein, wahlweise aus einer kohlenhydrat- und fettarmen natürlichen Quelle oder aus Proteinpulver mit niedrigem Insulin-Index vor.

Für aerobes Training zur Körperfettreduzierung sind POST-Workout keine Kohlenhydrate vorgesehen. Bei aerobem Fettverbrennungstraining würde die sog. Nachverbrennung sofort stoppen. Einziger Profit wären dann die im tatsächlichen Training verbrannten Kalorien. Für aerobes Training zur Körperfettreduzierung gilt als tägliche Kohlenhydratmenge die Vorgabe analog eines trainingsfreien Tages.

Beim Intervalltraining findet auch mit der Zufuhr einiger Kohlenhydrate nach dem Training noch eine ausgeprägte Nachverbrennung statt, da Intervalltraining den Körper metabolisch auf eine völlig andere Art fordert als aerobes Fettverbrennungstraining (Stichwort EPOC). Auch hier findet die Gesamtzufuhr an Kohlenhydraten analog der Vorgabe eines trainingsfreien Tages statt, allerdings mit der Ausnahme, dass POST-Workout einige niedrig glykämische Kohlenhydrate zusätzlich verzehrt werden. Begründen lässt sich dies über die vermehrt anaerobe Energiebereitstellung im Rahmen des Intervalltrainings und die mit der Zielsetzung Körperfettreduzierung verbundene niedrige Gesamtaufnahmemenge bei Kohlenhydraten an trainingsfreien Tagen. Als Richtwert werden je nach Dauer der Trainingseinheit 25-50g angegeben, wobei hier wiederum individuelle Anpassungen notwendig sein können.

Je nach Art des Trainings zur Körperfettreduzierung besteht die POST-Workout-Nutrition lediglich aus einer moderaten Menge Protein oder einer moderaten Menge Protein und niedrig glykämischer Kohlenhydrate

GLUT-4 – Vorüberlegung für andere Betätigungsvarianten – Teil 1

Für alle anderen Trainingsformen müssen wir uns zunächst das Thema GLUT-4-Transporter ansehen, bevor eine Empfehlung ausgesprochen werden kann.

Die Empfehlungen zur POST-Workout-Nutrition basieren mitunter auf einer Erhöhung der Anzahl und Aktivität von GLUT-4-Transportern in Muskelzellen bei gleichzeitig niedrigem Aufkommen und geringer Aktivität in den Fettzellen. Das Ziel ist eine gezielte Verteilung der nach dem Training verzehrten Kohlenhydrate. Bei GLUT-4-Transportern handelt es sich um in Fett- und Muskelzellen vorkommende Moleküle, die den intrazellulären Glukose-Transport steuern. Sie werden größtenteils insulinabhängig gebildet und aktiviert. Mithilfe einer Insulinantwort kann so der Transport von Glukose in die Zellen um das 10- bis 40-Fache erhöht werden. Das Ziel der GLUT-4-Transporter ist eine nach dem Bedarf orientierte Glukose-Versorgung. Die Anwesenheit von Insulin erhöht das Aufkommen an GLUT-4-Transportern. Daneben sorgen auch mechanische Reize, ausgelöst sowohl durch Kraft- als auch bei Ausdauersport für ein vermehrtes Aufkommen und höhere Aktivität von GLUT-4-Transportern speziell der Muskelzellen. Die Kombination aus körperlicher Aktivität und Zufuhr hochglykämischer Kohlenhydrate führt zu einer Maximierung an GLUT-4-Transportern in den Muskelzellen. Die GLUT-4-Kapazität und GLUT-4–Aktivität der Fettzellen hingegen bleibt unverändert.

Interessant ist zu wissen, dass auch Ausdauersport (regelmäßig ausgeführt) in der Lage ist, die Gen-Proteinexpression im Skelettmuskel so zu verändern, dass es zu einer Erhöhung der Insulinsensibilität der Skelettmuskeln kommt. So ergeben sich erwiesenermaßen ganz spezifisch für den GLUT-4-Transporter ein Anstieg der messenger RNA und eine vermehrte Proteinexpression. Über eine Anhebung der PI3-Kinaseaktivität kann das Insulinsignal nach dem Training zudem besser vom Rezeptor weitergegeben werden. Schuld an den Veränderungen ist die Entstehung von zellulärem und oxidativem Stress und somit die Bildung von ROS (freier Radikale). Sie bewirken die Aktivierung von AMPK (AMP-aktivierte Proteinkinase), einer Art metabolischem Hauptschalter. Gerade Ausdauersport aktiviert zudem MAPK p38, die „Mitogen-aktivierte-Protein-Signalkaskade", welche die Wirkung vom AMPK noch unterstützt.

AMPK – Vorüberlegung für andere Betätigungsvarianten – Teil 2

Ebenfalls interessant für die Festlegung der notwendigen POST-Workout-Nutrition ist die sog. AMPK (AMP-aktivierte Proteinkinase). Es handelt sich dabei um ein Enzym mit der Aufgabe, immer für eine ausreichende Versorgung der Zellen mit ATP (Adenosintriphosphat) zu sorgen. ATP ist bekannt als die unmittelbare Energiequelle jeder Zelle.

AMPK wird immer dann gebildet, wenn cAMP, ADP und ATP abgebaut werden. Hauptsächlicher Auslöser ist das zelluläre Verhältnis von ATP zu seinem Abbauprodukt AMP (Adenosinmonophosphat). Ein Verhältnis zugunsten AMP aktiviert AMPK, ein Verhältnis zugunsten ATP hemmt seine Aktivität. AMPK fungiert somit als Regulator und gleichzeitig als eine Art Mess-Einrichtung für den zellulären Energiestatus. Aufseiten der zellulären Versorgung beeinflussen auch das Aufkommen an Glukose und die Gesamtenergieversorgung (also ob man sich hypokalorisch, isokalorisch oder hyperkalorisch ernährt) das Aufkommen an AMPK. Naheliegend ist an dieser Stelle, dass auch körperliche Belastung durch den damit ausgelösten hohen Verbrauch an ATP eine Veränderung der Aktivität von AMPK bewirkt und das sogar sehr effektiv. Sport gilt als einer der Hauptaktivatoren für AMPK. Auch pflanzliche Auszüge wie Resveratrol, Metformin, EGCG, Capsaicin, Essigsäure, Salicylate zählen aufgrund ihres glukose- und lipidsenkenden Einflusses als AMPK-Aktivatoren. Eine ebenfalls nachvollziehbare Beeinflussung der AMPK-Aktivität geht von einigen Hormonen aus. Leptin als Signalgeber für einen ausreichenden Energiestatus, ausgehend von den Adipozyten, senkt die AMPK-Aktivität, während Ghrelin als Signalgeber für eine notwendige Nahrungsaufnahme, ausgehend von der Magenschleimhaut, die AMPK-Aktivität ebenso fördert wie ein hohes Aufkommen an aktivem Schilddrüsenhormon, bei dem von einem hohen Stoffwechselgeschehen auszugehen ist. An sonstigen Einflussfaktoren aktivieren letztlich auch Ischämie (Minderdurchblutung), Hypoxie (Sauerstoffmangel) und oxidativer Stress AMPK.

Unter dem Einfluss von AMPK kommt es zur Hemmung anaboler Stoffwechselwege und damit zu einer verringerten Lipogenese, Cholesterinsynthese, Triglyceridsynthese, Proteinsynthese sowie einem verringerten Zellwachstum. Auf der anderen Seite werden energiefreisetzende Vorgänge wie Fettsäureoxidation, Ketonkörperproduktion, Glykolyse und wahrscheinlich auch Lipolyse gefördert.

Wichtig für unsere POST-Workout-Nutrition ist besonders die angedeutete Hemmung der Proteinsynthese. Diese wird vermittelt durch eine Reduzierung der Aktivität von mTOR, einem weiteren als Enzym fungierenden Protein, welches die Proteinsynthese entscheidend beeinflusst. Zur Hemmung der Proteinsynthese über diesen Weg kommt es besonders signifikant in Diätphasen, also bei hypokalorischer Ernährung. Da besonders die Aminosäure Leucin dafür bekannt ist, das Aufkommen an mTOR anzuheben, empfiehlt sich die Einnahme einer leucinreichen Proteinquelle nach dem Training, um diesen Wirkmechanismus wieder zu unterdrücken.

Für den Glukose-Stoffwechsel bedeutet ein hohes AMPK-Aufkommen unter anderem eine verstärkte Aktivität der oben bereits thematisierten GLUT-4-Transporter sowie eine Erhöhung der muskulären Glykogen-Kapazität. Besonders interessant ist an dieser Stelle, dass der beschriebene Einfluss auf GLUT-4-Transporter teilweise sogar unabhängig vom Aufkommen an Insulin auftritt.
Diese Tatsache und der oben beschriebene Einfluss des Glukosestatus auf das AMPK-Aufkommen sprechen für die Aufnahme von Kohlenhydraten gezielt POST-Workout, also dann, wenn AMPK, vermittelt durch Training, stark aktiv ist, um diesen Effekt auszunutzen.

Die so ausgelöste Hemmung von AMPK und damit kataboler Prozesse durch die Aufnahme von Kohlenhydraten POST-Workout sorgt hier natürlich für eine Hemmung der katabolen Fettsäureoxidation/Fettverbrennung. Diesen Preis müssen wir aber an dieser Stelle bereit sein zu zahlen, um anabole Prozesse zu fördern. Für Intervalltraining und aerobes Training zur Körperfettreduzierung empfiehlt HBN mitunter aus diesem Grund auch eine kohlenhydratfreie POST-Workout-Nutrition.

Nach dieser theoretischen Einleitung zum Thema POST-Workout-Nutrition lässt sich für die Praxis ganz klar ableiten, dass nach dem Training die Zufuhr hoch glykämischer Kohlenhydrate in Kombination mit Protein stattfinden sollte.

1. POST-Workout-Shake

Der POST-Workout-Shake wird unmittelbar nach dem Training eingenommen und gilt für alle verbleibenden Belastungsvarianten und Zielsetzungen, nämlich:

- Aerobes Training zur Leistungssteigerung
- Anaerobes Training zum Muskelaufbau und zur Leistungssteigerung
- Anaerobes Training zur Körperfettreduzierung und zum Muskelerhalt.

Anmerkung zu „unmittelbar"
Die theoretische Erkenntnis einer erhöhten Insulinsensibilität der Muskelzellen erst ab 20 Minuten nach der Belastung stellt in der Praxis kein Problem dar, da unter den Begriff „unmittelbar" immer eine Zeitspanne von mindestens 5–15 Minuten (Cool Down, Anmischen, Umziehen ect) fällt und auch für die Absorption der Nährstoffe zumindest eine kurze Zeit benötigt wird.

Schnell verfügbares Protein
Komponente 1 im POST-Workout-Shake nach HBN ist eine schnell verfügbare Proteinquelle bzw. ein schnell verfügbares Proteinpulver, welches für eine Optimierung der Proteinsynthese sorgt. Als notwendige Menge für eine Maximierung der Proteinsynthese haben sich in Studien 20g als ausreichend erwiesen. Mit mehr als maximal 20g stellen sich diesbezüglich keine weiteren Verbesserungen ein. Hauptsächlicher Faktor bei der Initiierung der Proteinsynthese ist die hohe Menge enthaltenen Leucins, weshalb sich hier besonders der Einsatz von Wheyprotein anbietet.

Eine weitere Empfehlung, die den Post-Workout-Shake weiter verfeinert, ist die Zugabe von 10 Gramm Casein zur Vermittlung eines antikatabolen Effekts.

Schnell verfügbares Kohlenhydrat
Gleichzeitig dazu wird direkt im Anschluss ans Training eine definierte Menge eines schnell verfügbaren Kohlenhydrates auf-

genommen. Hier scheiden sich die Geister und die Supplement-branche hält eine Reihe an verschiedenen Kohlenhydraten wie Dextrose, Amylopectin, Kartoffelstärke, Vitargo oder Maltodextrin bereit. Eine pauschale Empfehlung, welche der hier angegebenen oder nicht erwähnten Kohlenhydratarten verwendet werden sollen, kann an dieser Stelle nicht gegeben werden, da hier enorme individuelle Unterschiede in Sachen Verträglichkeit und Beeinflussung des Blut-zuckerspiegels bestehen, die eben nicht pauschalisiert werden dürfen.

Von Maltodextrin ist bekannt, dass es sich dabei um ein sehr bekömmliches Kohlenhydrat handelt, das zudem nur eine geringe Menge Flüssigkeit zur Absorption benötigt. Erfahrungswerte zeigen, dass viele mit dieser Kohlenhydratform sehr gut zurecht-kommen.

Unabhängig von der Wahl der Kohlenhydratform, dem Anteil an Körperzellmasse (BCM) oder dem Gesamtkörpergewicht veranschlagt HBN für Männer die Aufnahme von 50g. Frauen nehmen an dieser Stelle 35g auf. Mit diesen Aufnahmemengen ist in Zusammenhang mit der insulinogenen Wirkung des schnell verfügbaren Proteins (vor allem bei Wheyprotein) von einer ausreichenden, aber nicht überhöhten Insulinausschüttung aus-zugehen. Im Laufe von HBN kann natürlich eine individuelle Anpassung dieser Mengen vorgenommen bzw. nötig werden.

Resümee für HBN:
Direkt POST-Workout sieht HBN die Kombination eines schnell verfügbaren Proteins mit einem schnell verfügbaren Kohlen-hydrat vor, die optimalerweise in flüssiger Form (als Shake) auf-genommen wird.

2. POST-Workout-Mahlzeit

Die anschließende POST-Workout-Mahlzeit gestaltet sich nun je nach Zielsetzung wieder differenziert. Sie wird etwa 30–45 Minuten nach dem POST-Workout-Shake aufgenommen.

Aerobes Training zur Leistungssteigerung
Die Gruppe mit der Zielsetzung auf aerober Leistungssteigerung wird die POST-Workout-Mahlzeit danach ausrichten, wie sich die jeweilige Trainingseinheit gestaltet hat. Da es ein rein aerobes Training nur in der Theorie gibt, kommt es wirklich darauf an, in welchem Stoffwechsel ein Großteil des Trainings abgehalten wurde.

Liegt absolute Majorität auf dem aeroben Stoffwechsel, wird nach dem POST-Workout-Shake bereits wieder eine Protein-Fett-Kombination verzehrt. In diesem Fall ist davon auszugehen, dass die muskulären und hepatischen Glykogenspeicher nicht derart in Mitleidenschaft gezogen wurden, um weitere Kohlenhydrate zwingend notwenig zu machen. Wir haben also auf der einen Seite den GLUT-4- und AMPK-Effekt eingesackt, verzehren darüber hinaus aber jetzt keine weiteren Kohlenhydrate, die wir unter Umständen nicht weiter benötigen.

Ein im vermehrt gemischten Stoffwechsel abgehaltenes Training macht an dieser Stelle die Aufnahme einer weiteren Protein-Kohlenhydratkombination notwendig. Dieses Mal kommen aber niedrig glykämische Kohlenhydrate zum Einsatz, da nicht davon auszugehen ist, dass die Glykogen-Resynthese im selben Maße erforderlich ist wie bei verstärkt anaeroben und deshalb auch weniger Insulin benötigt wird, um diese Resynthese in der Zelle über die Bildung von Glucose-6-Phosphat zu initiieren.

Als benötigte Proteinmenge werden nochmals 20g veranschlagt. Die Kohlenhydrat- und Fettmenge kann an dieser Stelle nicht pauschalisiert angegeben werden.

Die POST-Workout-Mahlzeit bei aerobem Training zur Leistungsverbesserung richtet sich nach der tatsächlichen Belastungsintensität.

Anaerobes Training zum Muskelaufbau
und zur Leistungssteigerung
Wer an Muskelaufbau interessiert ist oder sich stark anaerob im Bereich Ausdauersport betätigt hat, kann sich auf eine weitere kohlenhydratlastige-proteinmoderate Mahlzeit mit hoch glykämischen Kohlenhydraten freuen. Als benötigte Proteinmenge werden nochmals 20 g veranschlagt. Die Bestimmung der Kohlenhydratmenge wird im folgenden Kapitel erklärt.

Die POST-Workout-Mahlzeit bei anaerobem Training zum Muskelaufbau und zur Leistungssteigerung besteht aus einer Protein-Kohlenhydratkombination.

Anaerobes Training zur Körperfettreduzierung
und zum Muskelerhalt
Wer am Fettabbau und Muskelerhalt interessiert ist, führt jetzt nochmals eine Kombination aus Protein und Kohlenhydraten, dieses Mal aber in niedrig glykämischer Form, zu. Als benötigte Proteinmenge werden 15–30 g veranschlagt. Die Bestimmung der Kohlenhydratmenge wird im folgenden Kapitel erklärt.

Die POST-Workout-Nutrition bei anaerobem Training zur Körperfettreduzierung und zum Muskelerhalt besteht aus einer Protein-Kohlenhydratkombination.

Bestimmung der Kohlenhydratmenge für die POST-Workout-Nutrition

Die Menge der Kohlenhydrate für die POST-Workout-Mahlzeit richtet sich bei HBN nach folgenden Gesichtspunkten:
– Leberglykogenkapazität
– Muskelmasse (und in diesem Zusammenhang die gesamte muskuläre Glykogen-Kapazität)
– Verbrauchtes Glykogen (in der jeweiligen Trainingseinheit)

1. Leberglykogenkapazität

Unser Körper verfügt neben einigen kleineren Speicherorten für Glukose bzw. dessen Speicherform dem Glykogen über 2 größere Speicher. Diese befinden sich zum einen in der Muskulatur und zum anderen in der Leber (hepatische Glykogenspeicher). Während muskuläre Glykogenspeicher ausschließlich für Muskelarbeit verwendet werden, dienen Leberglykogenspeicher zur generellen Verteilung von Glukose und hier hauptsächlich der Versorgung sog. glukoseabhängiger Systeme, zu denen auch unser zentrales Nervensystem mit seiner Schaltzentrale, dem Gehirn, zählt. Hauptsächliches Ziel des hepatischen Glykogens ist die Aufrechterhaltung eines stabilen Blutzuckerspiegels, aus diesem Grund ist es wichtig, verbrauchtes Glykogen in angemessener Menge je nach Zielsetzung über die Ernährung wieder zu befüllen. Um dies in der Praxis richtig umsetzen zu können, bedarf es der Kenntnis über das Glykogenspeichervolumen der Leber. Hierzu bestehen mehrere Hinweise, die von 80–100g bis hin zu 150g oder aber 1% des Organgewichts berichten. Für HBN legen wir als Rechengröße den Mittelwert von 115g für hepatische Glykogenspeicher fest.

HBN arbeitet hinsichtlich hepatischer Glykogenspeicher mit einem Mittelwert von 115g.

2. Muskelmasse:

Hinsichtlich der Bestimmung der muskulären Glykogen-Kapazität gibt es unterschiedliche Methoden:

BIA (Profi-Ermittlung)

Was die Glykogen-Kapazität der menschlichen Muskulatur angeht, gehen die Meinungen weit auseinander. Es gibt Aussagen, wonach 1 kg Muskulatur zwischen 10 und 20 g Glukose speichert. Aus dem Fleischerhandwerk und demzufolge bezüglich tierischem Fleisch gibt es Aussagen, die im Bereich von 0,1–0,5 % von der Gesamtmasse liegen. Die Wahrheit liegt irgendwo dazwischen. Eine gute Aussage findet sich meiner Meinung nach in Skripten der BSA-Akademie in Saarbrücken. Sie geben ihren Sportstudenten muskuläre Glykogenwerte zwischen 200 und 500 g mit auf den Weg.

Um den muskulären Glykogengehalt nun individuell bestimmen zu können, besteht die Möglichkeit, seine BCM (Body-Cell-Mass/ Körperzellmasse) zu ermitteln und den individuellen Kohlenhydratbedarf daran festzumachen. Dies lässt sich über die sog. BIA (Bio-Impendanz-Analyse) bewerkstelligen, ein Verfahren, welches über Widerstände Aussagen zum Hydrationszustand und zur Verteilung von Körpergeweben zulässt. Wenngleich dieses Verfahren von einigen Kritikern als nur mehr oder weniger genau hinsichtlich der Ermittlung der Körpergewebsverteilung bezeichnet wird, kann ich aus der Praxis bei relativ gleichbleibender Verteilung der Hydration von aussagefähigen Ergebnissen der Messungen berichten. Weiß man nun um den Wert an Körperzellmasse, kann man nach folgender Formel vorgehen, um den tatsächlichen muskulären Glykogenvorrat zu errechnen:

1 kg Muskelmasse entspricht 10 g Glykogen.

Ermittlung über Mittelwerte (Pauschale Ermittlung)
In der Literatur zum Thema Körpergewebsverteilung findet man auch so etwas wie Normwerte. Der Begriff „Normwert" sagt es schon: Nur für den, der sich innerhalb der „Norm" befindet, werden die errechneten Werte auch aussagefähig sein. Männer haben diesen Erhebungen zufolge etwa 40 % Muskelmasse (BCM), Frauen etwa 30 %. Wer sich daran orientiert und nun die oben ermittelte Formel von 10 g Glykogen pro 1 kg Muskelmasse anwendet, kann den Bedarf an Kohlenhydraten POST-Workout ebenfalls zumindest grob für sich ermitteln getreu dem Motto: „Je normaler, desto genauer."

Beispielermittlung des Gesamtglykogenvorrates
Für einen durchschnittlichen Mann von 75 kg bzw. mit 30 kg Muskelmasse (40 %) ergibt sich so aus den muskulären Glykogenwerten von 300 g zzgl. 115 g (Mittelwert) aus der Leber eine gesamte Glykogen-Kapazität von ca. 415 g.

Für eine durchschnittliche Frau von 65 kg bzw. mit 19,5 kg Muskelmasse (30 %) ergibt sich so aus den muskulären Glykogenwerten von 195 g zzgl. 115 g (Mittelwert) aus der Leber eine gesamte Glykogen-Kapazität von ca. 310 g.

Durchschnittlicher Gesamtglykogenvorrat für Frauen: ab ca. 300 g
Durchschnittlicher Gesamtglykogenvorrat für Männer: ab ca. 350 g

Resümee für HBN:
HBN bietet zwei Möglichkeiten an, die Größe muskulärer Glykogenspeicher zu ermitteln.

3. Verbrauchtes Glykogen

Da wir nun unseren maximalen Glykogenvorrat kennen, gehen wir jetzt den entscheidenden zweiten Schritt, den andere Ernährungsformen nicht gehen. Statt immer die maximale Menge an Kohlenhydraten zur Versorgung muskulärer Speicher zuzuführen, differenzieren wir die tägliche Aufnahme nach den jeweils trainierten Muskelgruppen.

Splittraining bzw. Trainingseinheiten außer Ganzkörpertraining
Der prozentuale Verbrauch des Gesamtglykogenbestandes lässt sich anhand folgender Aufstellung errechnen:

Oberschenkel Vorder- und Rückseite	15 %
Po	10 %
Waden	5 %
Rücken	15 %
Schulter gesamt	10 %
Bauch	15 %
Nacken	10 %
Brust	10 %
Bizeps	5 %
Trizeps	5 %

Beispielermittlung Splittraining

Die muskuläre Gesamtglykogen-Kapazität eines Sportlers liegt aufgrund seiner BCM mit 40 kg bei 400 g. Sein Splitprogramm sieht wie folgt aus:

Tag 1: Beine (15), Po (10), Waden (5)   30%
Tag 2: Schulter (10), Nacken (10), Trizeps (5), Bizeps (5) 30%
Tag 3: Brust (10), Rücken (15), Bauch (15)   40%

Es ergibt sich daraus ein trainingsabhängiger Glykogenverbrauch an den Tagen 1 + 2 von je 120 g und am Tag 3 von 160 g. Die restlichen Muskelgruppen werden
a. nicht trainiert bzw.
b. sogar von anfallender Milchsäure aus den trainierten Muskelgruppen genährt.

Beispielermittlung anaerobe Ausdauereinheit

Auch hier ist es ein Einfaches, die an der Trainingseinheit beteiligten Muskelgruppen zu differenzieren und nach oben genanntem Beispiel den Anteil vom Gesamtglykogengehalt zu ermitteln. Im Falle einer anaeroben Radeinheit sind Oberschenkel (15), Po (10) und Waden (5) die hauptsächlich arbeitenden Muskelgruppen. Sie müssen in die Berechnung nach oben genanntem System mit einbezogen werden.

Ganzkörpertraining

Für Ganzkörperprogramme ist es schwierig, einen einheitlichen Wert festzulegen, da diese Trainingsart hinsichtlich der Intensität stark schwankt. Feststeht, dass nur weil jede Muskelgruppe trainiert wird, in seltensten Fällen ein Wert von 100 % veranschlagt werden kann, da die Ausbelastung der einzelnen Muskelgruppen *nicht* für eine Erschöpfung des Glykogenbestandes sorgt. Je nach Intensität, Dauer und Umfang der Trainingseinheit sollte für ein „übliches" Ganzkörpertraining ein Wert zwischen 30 % und 50 % angesetzt werden. Lediglich für extrem intensive und auch lang andauernde Trainingseinheiten im Ganzkörpersystem können die vollen 100 % angesetzt werden. Die Menge gilt es hier individuell anzupassen und in regelmäßigen Abständen zu überprüfen.

4. Festlegung der notwendigen Kohlenhydratmenge

Festlegung Muskelglykogen am Beispiel Splittraining
Abzüglich des POST–Workout-Shakes mit 50 g (Männer) muss im Rahmen unseres Beispiels mit einem Verbrauch von 120 g nun noch eine Menge von 70 g Kohlenhydraten aufgenommen werden, um muskuläre Glykogenspeicher wieder zu befüllen.

Festlegung Leberglykogen generell
Hinsichtlich der Wiederbefüllung von Leberglykogen muss man nochmals eine eigene Unterscheidung für die POST-Workout-Nutrition vornehmen.

Sowohl Frauen als auch Männer, die am Muskelaufbau oder an anaerober Leistungsverbesserung interessiert sind, nehmen POST-Workout zusätzlich die gesamte Leberglykogen-Kapazität von etwa 115 g mit auf.

Wichtig
Die bei der Zielsetzung Muskelaufbau und Leistungssteigerung zusätzlich verabreichte Kohlenhydratmenge Pre-Workout wird in dieser Rechnung nicht berücksichtigt. Sie ist als zusätzliche Leistungsreserve zu verstehen.

Männer und Frauen, die an Körperfettreduzierung und Muskelerhalt interessiert sind, nehmen für das Wiederbefüllen von Leberglykogen nur eine reduzierte Menge auf. Für Männer sieht HBN 85 %, also etwa 98 g, für Frauen 75 %, also etwa 86 g Kohlenhydrate vor. Wir möchten ein zu hohes Aufkommen an Kohlenhydraten hier in jedem Falle vermeiden, da dies die Diätbemühungen zunichtemachen würde. Stattdessen setzen wir in dieser Situation auf die während des Tages in geringer Menge zugeführten Kohlenhydrate aus den natürlichen Lebensmitteln und zu einem gewissen Grad auch auf eine im Mangel stattfindende Gluconeogenese, die jedoch aufgrund ständig verfügbarer Aminosäuren/Peptiden im Blut nicht signifikant muskelkatabol wirken wird.

Resümee für HBN:
Bei HBN richtet sich der Kohlenhydratbedarf nach der Muskelmasse des Sportlers, nach den tatsächlich trainierten Muskeln am jeweiligen Trainingstag und der jeweiligen Zielsetzung. Die genannten Werte gelten als Richtlinie und sollen beim Einstieg in HBN helfen. Je besser man sich innerhalb von HBN kennenlernt, desto eher werden individuelle Anpassungen folgen.

Kalorien, Nährstoffe und deren Gewichtung

Anmerkung:
Die nun folgenden Rechenbeispiele dienen als Vorlage zur Er-
mittlung der Makronährstoffgewichtung Ihres jeweiligen Tages und
der Festlegung der Menge an Makronährstoffen. Natürlich sind wir
uns dessen bewusst, dass jedes fetthaltige Lebensmittel, welches
zu einem anderen Zeitpunkt als vor oder nach dem Training auf-
genommen wird, auch einen gewissen Anteil an Kohlenhydraten
liefern kann. Die Ermittlung ist daher auch nicht als 1:1 umsetz-
bares Protokoll, sondern als Richtschnur zu verstehen.

Anaerobes Training zum Muskelaufbau und zur Leistungssteigerung
Aerobes Training zur Leistungssteigerung

Trainingstag

Kalorische Basis
Anhand der Ausführungen im Kapitel „Bestimmung des Kalorienbedarfs" haben wir bereits genaue Kenntnis über unseren Kalorienbedarf sowohl am trainingsfreien Tag als auch am Trainingstag. Via SenseWear ist es sogar möglich, den Kalorienbedarf für
die jeweilige sportliche Betätigung genau dingfest machen. Ich
möchte Ihnen daher SenseWear oder einen anderen anerkannten,
erprobten Kalorienmonitor an dieser Stelle nochmals wärmstens
empfehlen. Die damit gewonnenen Daten optimieren Ihren
Einstieg in HBN!

Hyperkalorisch!
Da die Zielsetzung Muskelaufbau bzw. Leistungssteigerung
lautet, wird es hier nicht genügen, den isokalorischen Bedarf
als Berechnungsgrundlage zu verwenden. Gerade Muskelaufbau ist für unseren Körper eine eher niedrig priorisierte Auf-

gabe, die er nur dann nennenswert in Gang setzt, wenn via Training entsprechende hypertrophiespezifische Signale im Steuerzentrum eintreffen und andererseits reichlich Nährstoffe zu Verfügung stehen, welche nicht für wichtigere Dinge benötigt werden. Ähnlich, wenngleich mit einer anderen Zielsetzung versehen, gestaltet sich das Ganze in Sachen aerobe und anaerobe Leistungssteigerung im Ausdauersport. Auch hier wird eine Menge Energie umgesetzt und es muss zu Adaptionen kommen, die für das Überleben eher weniger von Bedeutung sind. In einem leicht hyperkalorischen Zustand gibt unser Körper hier eher Nährstoffe frei. Die Berechnungsgrundlage muss also lauten:

Isokalorischer Bedarf + kalorische Zugabe

Kalorische Zugabe

Was die kalorische Zugabe angeht, existieren viele Meinungen. Die einen setzen pauschal 1000 kcal mehr ein, andere wiederum sind extrem vorsichtig und gehen davon aus, dass 150 kcal über Bedarf schon ausreichen, um dem Körper den nötigen Überschuss zu signalisieren. Einen Stein der Weisen gibt es hier nicht, da die richtige Menge individuell stark unterschiedlich ist. Als sinnvolle Menge erachte ich am Trainingstag eine kalorische **Zugabe von 10–20 % des tatsächlich ermittelten Gesamtkalorienbedarfs.**

Beispiel:

Isokalorischer Bedarf	2550 kcal
+ kalorische Zugabe (15 %)	450 kcal
= Kalorienbedarf	3450 kcal

Nährstoffe und Gewichtung beispielhaft dargestellt

Anhand bereits erarbeiteter Vorgaben und der benötigten Kalorien lässt sich jetzt die Makronährstoffverteilung wie im folgenden Beispiel dargestellt bestimmen:

Beispiel:
Ermittelter Kalorienbedarf am Trainingstag inkl. kalorische
Zugabe: 3000 kcal
*Legen Sie nun den Proteinbedarf nach der Vorgabe aus HBN fest und
subtrahieren Sie diese Kalorienzahl vom Gesamtverbrauch.*

2,0g/kg KG bei 80kg entspricht 160g à 4,1kcal	656 kcal
Verbleiben für KH und Fette	***2344 kcal***

*Auch die Kohlenhydrataufnahme ist uns bereits bekannt und kann ent-
sprechend anhand des Wertes für Leberglykogen, der BCM und den
trainierten Muskelpartien ermittelt werden.*

Benötigte Kohlenhydrate	
PRE/POST-Workout 275g à 4,1 kcal	1127,50 kcal
Verbleiben für Fette	***1216,50 kcal***
Entspricht bei 9,3kcal pro Gramm	***130,81 g***

Trainingsfreier Tag

Kalorische Zugabe
*Auch an trainingsfreien Tagen muss für die Zielsetzung Muskelaufbau,
aerobe oder anaerobe Leistungsverbesserung dem ermittelten Kalorienbedarf
eine bestimmte kalorische Zugabe beigesteuert werden, die sich ebenfalls
im Bereich von 10–20 % des tatsächlich ermittelten Bedarfs bewegt.*

Nährstoffe und Gewichtung
*Trainingsfreie Tage enthalten die vorgegebene Menge an Protein (2,0 g
pro kg/KG). Diese Kalorienmenge ist von den Gesamtkalorien zu subtrahieren. Bei der Auswahl geeigneter Proteinquellen ist der Insulin-Index
zu berücksichtigen. Vertreter mit einem hohen insulinogenen Potential
sollten sparsam und gezielt zum Einsatz kommen.*

*Bzgl. der Versorgung mit Kohlenhydraten geht der Ansatz dahin,
Gluconeogenese möglichst zu vermeiden und trotzdem nicht unnötig die*

Fettverbrennung durch ein konstantes Aufkommen an Insulin zu stören. Aus diesem Grunde werden für trainingsfreie Tage zwischen 100 und 130 g Kohlenhydrate angesetzt Dieser Wert ermöglicht die Versorgung glukoseabhängiger Systeme wie des Gehirns, der roten Blutkörperchen, des Nierenmarks etc. und verhindert so den Abbau von Aminosäuren zu Glukose. Leberglykogenreserven werden gleichzeitig geschont.

Die Aufnahme findet ausnahmslos über niedrig glykämische Kohlenhydrate statt, um den Blutzuckerspiegel trotzdem möglichst gering zu halten. Wichtig ist es hier, sich an Lebensmittel zu halten, die positiven Einfluss auf die Versorgung mit Mikronährstoffen nehmen, wie beispielsweise Gemüse, Süßkartoffeln oder Haferflocken.

Da die Situation der glukoseabhängigen Systeme bei Frauen die gleiche ist, gilt diese Vorgabe für beide Geschlechter. Frauen sollten sich allerdings eher an 100 g orientieren.

Der Rest der Tageskalorien stammt aus Fettsäuren.

Beispiel:
Ermittelter Gesamtbedarf inkl. kalorische Zugabe

am trainingsfreien Tag (Frau)	2200 kcal
2,0g/kg KG bei 60kg entspricht 120g à 4,1kcal	492 kcal
Verbleiben für Kohlenhydrate und Fette	1708 kcal
Benötigte Kohlenhydrate 100g à 4,1 kcal	410 kcal
Verbleibt für Fette	1298 kcal
Entspricht bei 9,3kcal pro Gramm	**139,57 g**

Anaerobes Training zur Körperfettreduzierung und zum Muskelerhalt Aerobes Training zur Körperfettreduzierung und Intervalltraining

Trainingstag

Kalorische Basis

Anhand der Ausführungen im Kapitel „Bestimmung des Kalorienbedarfs" haben wir bereits genaue Kenntnis über unseren Kalorienbedarf sowohl am trainingsfreien Tag als auch am Trainingstag. Via SenseWear ist es sogar möglich, den Kalorienbedarf für die jeweilige sportliche Betätigung genau dingfest machen. Ich möchte Ihnen daher SenseWear oder einen anderen anerkannten, erprobten Kalorienmonitor an dieser Stelle nochmals wärmstens empfehlen. Die damit gewonnenen Daten optimieren Ihren Einstieg in HBN!

Hypokalorisch!

Anders als bei der Zielsetzung Muskelaufbau sowie aerobe oder anaerobe Leistungssteigerung wird unser Körper so lange keine Fettsäuren aus den Adipozyten freigeben, wie wir ihn bedarfsgerecht versorgen. Neben der richtigen Gewichtung der Makronährstoffe ist es also essenziell, die Kalorienmenge in einen hypokalorischen Bereich zu drücken. Auch hier sollte man nicht zu hoch einsteigen, um Muskelkatabolismus möglichst zu vermeiden, dennoch muss das Defizit so signifikant ausfallen, dass unser Körper in Sachen Lipolyse tätig werden muss. HBN veranschlagt daher ein *kalorisches Defizit im Bereich von 10–20 % des tatsächlich ermittelten Gesamtkalorienbedarfs.*

Anaerobes Training zur Körperfettreduzierung und zum Muskelerhalt

Für anaerobes Training zur Körperfettreduzierung und zum Muskelerhalt findet dieselbe Berechnung der Makronährstoffe wie beim Modell zum anaeroben Training für Muskelaufbau statt. Zu beachten sind auch hier die Unterschiede hinsichtlich des kalorischen Defizits (10–20 %), die erhöhte Proteinmenge (2,5 g kg/KG) sowie die angepassten Mengen bei Kohlenhydraten laut Kapitel PRE- und POST-Workout-Nutrition.

Aerobes Training zur Körperfettreduzierung und Intervalltraining

Für Intervalltraining und aerobes Training zur Körperfettreduzierung findet die Nährstoffeinteilung analog einem trainingsfreien Tag statt. Beachtet werden müssen das kalorische Defizit (10–20 %) sowie die erhöhte Vorgabe bei Protein für hypokalorische Zustände (2,5 g pro kg/KG).

Trainingsfreier Tag

Kalorische Basis

Es gilt dieselbe Vorgabe wie auch für die Ermittlung der kalorischen Basis des Trainingstages.

Hypokalorisch!

Auch für trainingsfreie Tage wird bei diesen Zielsetzungen das eingangs festgelegte kalorische Defizit von 10–20 % des tatsächlich ermittelten Bedarfs berücksichtigt.

Nährstoffe und Gewichtung

Wer an der Minimierung des Körperfettgehalts interessiert ist, gestaltet trainingsfreie Tage kohlenhydratarm oder, anders ausgedrückt, mit einer **Aufnahmemenge 70–90 g/Tag,** wobei Frauen sich auch hier wieder in Richtung der 70 g orientieren sollten.

70–90 g deshalb, weil die Erfahrung gezeigt hat, dass man mit dieser Menge keine drastischen Einschränkungen bei der Lebensmittelauswahl vornehmen muss, wie es bei einer ketogenen Ernährung mit maximal bis 30 g der Fall wäre. Dies stellt eine erhebliche Erleichterung dar.

70–90 g zudem, um Insulin trotzdem sehr flach zu halten, damit die Fettverbrennung so seinen Lauf nehmen kann.

70–90 g auch, um auf die Situation hypokalorischer Ernährung und möglicherweise angeschlagener Leberglykogen-Speicher in Sachen Gluconeogenese Rücksicht zu nehmen.

Die Kohlenhydrate entstammen auch bei dieser Gesamtmenge ausschließlich niedrig glykämischen Quellen mit hoher Ausbeute bei Mikronährstoffen.

Resümee für HBN:
Das Makronährstoffverhältnis lässt sich anhand im Vorfeld ermittelter Daten und spezifischer Vorgaben zur Protein- und Kohlenhydrataufnahme leicht ermitteln. Kalorische Abweichungen vom Ist-Bedarf werden je nach Zielsetzung berücksichtigt.

Mahlzeitenhäufigkeit nach HBN

Bisheriger Kenntnisstand

Wir wissen inzwischen, welche Mengen von welchem Makronährstoff aufzunehmen sind. Wir wissen zudem, welche und wie viele Nährstoffe wir für die Versorgung vor und nach dem Training aufnehmen müssen, und auch, welche Mindestvorgabe für das Frühstück gilt.

Die restlichen Kalorien werden im Laufe des Tages verzehrt. Jetzt kommt die Frage der Mahlzeitenhäufigkeit ins Spiel.

Theorie hinter der Mahlzeitenhäufigkeit

Es existieren sowohl Studien, die Vorteile in mehreren Mahlzeiten sehen, als auch Untersuchungen, deren Ergebnisse zu einer Aufnahme von nur drei Mahlzeiten pro Tag tendieren.

Verwirrende Studien

Die International Society of Sports Nutrition kam zu dem Schluss, dass häufigere Mahlzeiten Athleten helfen können, Körperfett zu verlieren, da weniger Hunger aufkommt und zudem die LDL-Cholesterinwerte, Gesamtcholesterin und das Insulinaufkommen gesenkt werden können. Studien mit kohlenhydratreichen Diäten (65 % oder 35 %) zeigen Vorteile bei einer Reduzierung der Mahlzeitenhäufigkeit auf drei Mahlzeiten in Hinblick auf das Blutzuckerverhalten. Im British Journal of Nutrition kann man nachlesen, dass die Mahlzeitenhäufigkeit keinerlei Einfluss auf das Hungergefühl, Hormonspiegel sowie Veränderungen beim Körperfettabbau hat, während Training einen entscheidenden Einfluss auf den Stoffwechsel nimmt.

Praktikabilität

Nach HBN ist die Aufnahme einer gewissen Menge an Mahlzeiten von Grund auf vorgegeben. Vier Mahlzeiten werden nach dem bisherigen Kenntnisstand schon für Frühstück, PRE-Workout, POST-Workout-Shake und POST-Workout-Nutrition eingenommen. Eine weitere feste Vorgabe wird folgen.

Vorgabe nach HBN

Mahlzeiten

Ich werde Ihnen an dieser Stelle *nicht* vorschreiben, dass Sie alle 2–3 Stunden eine proteinreiche Mahlzeit aufnehmen müssen. HBN vertritt den Grundsatz, dass sich die Ernährung dem Tag anpassen muss und nicht der Tag der Ernährung. Während Frühstück sowie Workout-Nutrition festgeschriebene Gesetze sind, sollten Sie die restlichen Mahlzeiten des Tages oder die Gestaltung der Ernährung am trainingsfreien Tag (mit Ausnahme des Frühstücks) nach Ihrem Alltag ausrichten und so legen, dass Sie die Möglichkeit haben, in Ruhe zu essen. Setzen Sie sich zum Essen hin, arbeiten Sie nicht nebenher, kauen Sie ordentlich und oft. Dies verschafft Ihnen weit mehr Vorteile, als sich an einen vorgegebenen Plan mit acht Mahlzeiten zu halten, bei dem Sie Ihr Essen mehrmals täglich in Eile und Hektik aufnehmen müssen.

Aufteilung der Proteinaufnahme

Hinsichtlich der Proteinaufnahme macht es sicher Sinn, die Gesamtmenge nicht auf wenige Mahlzeiten, sondern auf mehrere aufzuteilen. Während dies am Trainingstag bereits weitestgehend festgelegt ist, sollten Sie am trainingsfreien Tag zumindest 3 x täglich eine proteinreiche Mahlzeit zu sich nehmen. Dasselbe gilt in der Regel auch für die Aufnahme von Fett.

Letzte Mahlzeit des Tages

Einzige Vorgabe, die ich an dieser Stelle noch ausspreche, ist die ausnahmslose Zufuhr einer proteinreichen und fettmoderaten Mahlzeit vor dem Zubettgehen, egal, welche Zielsetzung Sie verfolgen. Sie dient der Versorgung mit Aminosäuren über die nächtliche Fastenphase und liefert so Bausteine in der Phase, die wir für Regeneration nutzen. Damit die Absorption möglichst verzögert stattfindet, eignen sich als Proteinquelle caseinreiche Lebensmittel oder Nahrungsergänzungen. Casein bildet eine Art Gel, welches Aminosäuren quasi „time-released" abgibt. Ebenfalls absorptionsverzögernd wirkt die gleichzeitige Zufuhr einiger Fettsäuren. Hier veranschlage ich etwa dieselbe Vorgabe von mindestens 20 g Protein und 20 g Fett wie auch beim Frühstück. Bei der Wahl des Proteinträgers sollte der Insulin-Index berücksichtigt werden. Vertreter mit einem hohen Anteil insulinogener Aminosäuren sind an dieser Stelle eher zu meiden.

Auch aktuelle Studien belegen eindeutige Vorteile von Protein vor dem Schlafengehen. Es konnte gezeigt werden, dass die Casein-Verdauung nachts einwandfrei vonstattengeht und sich die Muskelproteinsynthese bei jungen Sportlern im Vergleich zu einer Placebo-Gruppe ohne Protein um 22 % steigern ließ.

Sollten Sie die Aufnahme von Tryptophan in Erwägung ziehen, ist es notwendig, die letzte Mahlzeit etwas vorzuverlegen, um dieser Aminosäure die ungeteilte Aufmerksamkeit an der Blut-Hirn-Schranke zukommen zu lassen, welche dann eine signifikante Synthese von Serotonin und weiter Melatonin ermöglicht.

Resümee für HBN:
Wie oft Sie essen, bestimmt letztlich die Möglichkeit dazu. Ausnahmen bilden bei HBN Frühstück, Workout-Nutrition und eine abendliche Mahlzeit. Sie stellen die Eckpfeiler der Ernährung dar, die in jedem Falle einzuhalten sind.

Mikronährstoffversorgung nach HBN

Kommen wir nun zu einem weiteren wichtigen Thema in Sachen Basisernährung. Die Auswahl geeigneter Lebensmittel ist ein entscheidender Punkt, der in vielen Fällen über Sieg und Niederlage bestimmt. Viele Ernährungssysteme geben zwar vor, wie die Versorgung mit Makronährstoffen auszusehen hat. Um die Mikronährstoffe kümmert sich dagegen niemand, dabei sind sie ebenfalls von entscheidender Bedeutung.

Vitamine

Was sind Vitamine?
Vitamine sind für den Menschen essenzielle, organische Verbindungen. Der Körper verwendet Vitamine nicht als Energieträger, sondern benötigt sie für andere lebenswichtige Funktionen. Vitamine regulieren beispielsweise die Verwertung von Proteinen, Kohlenhydraten und Mineralstoffen und sind an der Energiegewinnung beteiligt. Vitamine sind außerdem wichtig für das Immunsystem und werden für den Aufbau von Blutkörperchen und Zellen, Zähnen und Knochen benötigt. Jedem Vitamin werden dabei spezifische Wirkungen zugeschrieben.

Eigensynthese?
Vitamine sind essenziell, das bedeutet, bis auf wenige Vertreter (Niacin und Vitamin D – sofern man Vitamin D als solches einstuft) ist der Körper nicht in der Lage, sie selbst herzustellen, und somit auf die Zufuhr über die Nahrung angewiesen. Bei einigen Vitaminen nehmen wir Vorstufen auf, die dann im Körper in das eigentliche Vitamin umgewandelt werden. Sie nennt man Provitamine.

Unterscheidung
Generell gibt es die Unterscheidung in fettlösliche (lipophile) und wasserlösliche (hydrophile) Vitamine. Bei den fettlöslichen Vitaminen gibt es die bekannte Eselsbrücke EDEKA, d. h. die Vitamine A, D, E und K gehören dieser Gruppe an. Die Vitamingruppe B und Vitamin C stellen die Vertreter der wasserlöslichen Vitamine dar.

Versorgung
Alle Vitamine haben gemeinsam, dass sie licht- und hitzeempfindlich sind, was bedeutet, dass bei Lebensmitteln der Gehalt an Vitaminen stark von Variablen wie Lagerung, Verarbeitung oder

Zubereitung abhängig ist. Einige Institutionen gehen derzeit davon aus, dass die „normale Person" mit einer ausgeglichenen Mischkost ihren Vitaminbedarf decken kann. Erfahrungswerte aus meinen Jahren als Nutrition-Coach zeigen hier leider eine etwas andere Wahrheit, ganz besonders bei Vitamin D, aber auch bei anderen Vitaminen.

Erhöhter genereller Bedarf

Ein Mangel beim Vitaminbedarf kann auf zweierlei Arten entstehen:

1. zu geringe Aufnahme,
2. zu hoher Bedarf.

Eine zu geringe Aufnahme lässt sich beispielsweise bei Essstörungen, stark einseitigen Essgewohnheiten, stark hypokalorischer Ernährung oder auch im Alter beobachten, wenn die Nahrungsaufnahme gesamt abnimmt.

Ein erhöhter Bedarf besteht beispielsweise bei bestimmten Krankheiten oder Lebensgewohnheiten (Raucher, Alkoholiker), in der Schwangerschaft und während der Stillzeit sowie bei chronischer Einnahme von Medikamenten.

Anmerkung:
Die Gruppe derer, bei denen der Vitaminbedarf erhöht ist, besteht meines Erachtens aus der Mehrheit der Bevölkerung, selbst wenn man die Sportler noch nicht mit ins Kalkül zieht.

Erhöhter Bedarf bei Sportlern?

Fakt ist, dass Vitamine eine entscheidende Rolle bei der Ausübung sportlicher Betätigung spielen. Sie sind Teil des Krebszyklus, beeinflussen das zentrale Nervensystem, sorgen für stabile Energieproduktion und sind nicht zuletzt beteiligt an einem stabilen Immunsystem und der regenerativen Fähigkeit eines Sportlers. Auch hormonelle Faktoren, welche die Trainingsausdauer betreffen oder aber die Knochenmineraldichte, werden durch Vitamine beeinflusst (um nur die Spitze des Eisberges an Einflüssen zu nennen).

Alle durch sportliche Tätigkeit aktivierten Vorgänge haben auch einen Mehrbedarf an Vitaminen zur Folge. Daneben führt sportliche Betätigung auch immer zu einem Mehraufkommen an freien Radikalen ausgelöst durch mitochondriale Aktivität. Bestimmte Vitamine gelten als stark antioxidativ und werden vermehrt benötigt, um eben diese Radikalbelastung abzuwehren und die Zellen zu schützen.

Fazit:
Mangelsituationen bei Vitaminen sind keine Seltenheit und können sowohl aus einer Minderversorgung als auch aus einer Erhöhung des Bedarfs resultieren. Sport erhöht den Vitaminbedarf!

Aber: Trotz allem wird nicht jeder Vitaminstatus automatisch und unmittelbar durch erhöhte Aktivität aufgrund von Sport gefährdet. Für bestimmte Vitamine, wie Vitamin A oder die B-Vitamine, verfügt unser Körper über einen kleinen Speicher, den er übergangsweise aufbrauchen kann. Auch werden nicht alle Vitamine gleichzeitig bei allen Arten von Belastungen benötigt.

Im Endeffekt wird sich ein Vitaminmangel immer dann zeigen, wenn eine Bedarfsdeckung über längere Zeit *nicht* stattfindet. Eine solche Situation wird sich in Verbindung mit Sport schneller einstellen als ohne.

Ein Vitaminmangel entsteht nicht sofort, sondern ist die Folge einer länger andauernden Unterversorgung.

Ist eine Supplementierung nötig?

Zusammenhang von Nahrungsaufnahme und Aufnahme von Vitaminen: Gegner der These, die besagt, Sportler hätten es nötig, Vitamine zusätzlich über Nahrungsergänzungen aufzunehmen, argumentieren damit, dass Sportler mehr Gesamtkalorien zu sich nehmen als ihre unsportlichen Zeitgenossen und so automatisch mehr Vitamine zuführen, sodass ein Mehrbedarf damit gedeckt wird.

Die Wahrheit sieht jedoch ganz anders aus.

Sportgerechte Ernährung ist, obwohl man es anders vermuten würde, in den seltensten Fällen darauf ausgelegt, eine Vollversorgung an Vitaminen und Mineralstoffen zu gewährleisten. Hauptaugenmerk liegt auf den Makronährstoffen, deren mengenmäßiger Zufuhr und deren Verteilung zum Erhalt eines bestimmten körperlichen Niveaus oder Leistungsstandards.

Müssen enorm viele Kalorien verzehrt werden, ist man irgendwann dazu gezwungen, auf Lebensmittel umzusteigen, die eine hohe Kaloriendichte aufweisen, und gerade das sind eben nicht die Lebensmittel, die signifikant zur Versorgung mit Vitaminen beitragen.

In anderen Sportarten, wie z. B. im Bodybuilding, verfolgt man (zumindest gegen Ende einer Wettkampfvorbereitung) eine stark einseitige Ernährung mit dem einzigen Ziel der bestmöglichen Reduktion des Körperfettgehalts bei gleichzeitig minimiertem Verlust an Muskelmasse zur Präsentation eines möglichst definierten trockenen, aber wenig leistungsfähigen Körpers auf der Bühne. An eine ausreichende Versorgung mit Vitaminen aus Lebensmitteln ist hier nicht mehr zu denken.

Derartige Diäten werden in anderen Sportarten zwar nicht in der gleichen Art und Weise durchgeführt, aber gerade im Gewichtsklassensport hört man immer wieder von radikalen Diätmaßnahmen, um die Athletinnen oder Athleten noch in eine bestimmte Gewichtsklasse zu „drücken". Solche Maßnahmen sind wohl kurzfristiger Natur, können sich jedoch je nach Wettkampfaktivität mehr oder weniger häufig wiederholen.

Die Versorgung mit Vitamin D ist im Übrigen von dieser These überhaupt nicht betroffen, da wir es nur zu einem kleinen Bruchteil über die Nahrung aufnehmen und diese Tatsache auch nicht signifikant mit einer Erhöhung der Gesamtkalorienzufuhr geändert wird.

Fazit:
Die These von der erhöhten Kalorienaufnahme und damit gleichzeitig erhöhter Aufnahme an Vitaminen geht in der Praxis nicht auf. In vielen Fällen sind Sportler auf eine zusätzliche Supplementierung angewiesen.

Welche Vitamine für welchen Zweck?

Aerobe Belastungen
Radfahrer, Triathleten, Schwimmer oder Langstreckenläufer sollten sich vor allem um eine ausreichende Versorgung mit B-Vitaminen kümmern, da diese (Vitamin B6 und B12) an der anfänglichen Erythrozytenproduktion im Knochenmark beteiligt sind. Für alle Sportler sind bestimmte B-Vitamine zudem an der Aufnahme und Verwertung von Protein beteiligt.

Wichtig:
B-Vitamine sollten niemals einzeln, sondern immer als Komplex aufgenommen werden.

Zentrales Nervensystem
Als Kraftsportler, Gewichtheber, Turner und Sportler in Schlagballsportarten muss man ein hohes Maß an Koordination (intramuskulär und intermuskulär) an den Tag legen können. Außerdem muss man oft in Sekundenschnelle reagieren. All diese Vorgänge werden gesteuert vom zentralen Nervensystem und der mit ihm verbundenen Ausschüttung von aktivierenden Substanzen wie Adrenalin oder Noradrenalin aus den Nebennieren. Hierfür ist besonders Vitamin C entscheidend, welches nebenbei auch noch unabdingbar für die Kollagensynthese und damit ein stabiles Bindegewebe ist.

Stabiler Energielevel
Ball- und Kontaktsportarten wie Fußball, Rugby, Football, Hockey oder Boxen haben eines gemeinsam. Die im Wettkampf zu erbringenden Leistungen dauern längere Zeit an, was bedeutet, dass für einen stetigen Energienachschub gesorgt sein muss. Wie wir bereits gelesen haben, sind Vitamine wie B1, B2, B6, Niacin und Pantothensäure an der Energiebereitstellung über den Krebszyklus und so an der Produktion von ATP beteiligt, *der* Energiequelle unserer Muskulatur. Eine defizitäre Versorgung kann den Krebszyklus und damit die Energieversorgung empfindlich stören.

Immunsystem

Alle Sportler sollten an einem stabilen Immunsystem interessiert sein. Es entscheidet nicht nur über Gesundheit und Krankheit, sondern auch über die Funktionalität regenerativer Vorgänge, die nach dem Sport ablaufen.

Sport produziert zum einen oxidativen Stress, welcher die Zellen schädigen kann, andererseits sorgt er für das sog. „Open Window", eine Zeit zwischen 3 und 72 Stunden nach dem Training, in der das Immunsystem mit anderen Aufgaben betraut wird und sich so nicht mehr 100-prozentig auf die Abwehr von Viren und Bakterien konzentrieren kann. In *beiden* Fällen gilt es, eine möglichst starke Immunbarriere sein Eigen zu nennen.

Die Vitamine E, C und Beta-Carotin sind daran entscheidend beteiligt und sollten in ausreichender Menge vorhanden sein.

Vitamin D – Persönliche Meinung

Bei all den Empfehlungen zur Einnahme von Vitaminen wird ein Vertreter oftmals übersehen – Vitamin D. Vitamin D ist das Sonnenvitamin, d. h., es wird hauptsächlich unter dem Einfluss der Sonne bereitgestellt und dann im Körper in ein Hormon umgewandelt. Immer mehr Studien befassen sich mit der weitreichenden Wirkung von Vitamin D und so rückt es langsam auch in den Fokus der Sporternährung. Bei allen bis dato im Rahmen meiner Coachings bestimmten Blutwerten zu 25-D, der Speicherform von Vitamin D im Körper, stelle sich eine Unterversorgung heraus, die in den Herbst- und Wintermonaten nochmals deutlicher ausgeprägt ausfällt wie in sonnenreichen Monaten des späten Frühlings und des Sommers.

Leistungssteigerung durch Vitamine?

Bei all den aufgezeigten Nutzen und Vorteilen einer ausreichenden Versorgung mit Vitaminen muss abschließend noch klargestellt werden, dass die Einnahme von Vitaminen zur Bedarfsdeckung ein wichtiges Puzzleteil für einen leistungsfähigen Sportler darstellt.

Über die benötigte Menge hinaus zu dosieren, wird jedoch *keine* weitere Leistungssteigerung einbringen.

Diese Tatsache soll zum einen zur Aufnahme von „ausreichend" Vitaminen motivieren, zum anderen aber auch vor der Einnahme von Megadosierungen über Bedarf abhalten. Sogar bei so etwas Alltäglichem wie einem Vitamin kann es nämlich auch zu Symptomen einer Überdosierung kommen und hier ganz besonders schnell bei speicherfähigen fettlöslichen Vitaminen wie beispielsweise Vitamin E.

Weitere Beispiele:
Studien berichten, dass zu viel Vitamin C möglicherweise das Nierensteinrisiko erhöhen kann, dass zu viel Beta-Carotin bei Rauchern das Lungenkrebsrisiko anhebt oder dass zu viel Vitamin A das Osteoporose-Risiko bei Frauen anhebt.

Lebensmittel für die Vitamin-Versorgung nach HBN

Die Versorgung mit Vitaminen über Lebensmittel hat den Vorteil, dass die Vitamine hier beinahe immer in Kombination mit sogenannten SPS (sekundären Pflanzenstoffen) auftreten. Diese besitzen zwar eine eigene Wirkung, potenzieren aber auch die Wirkung von Vitaminen.

Gute Quellen, die auch in unser Ernährungskonzept passen, sind beinahe alle Arten von Gemüse. Die Farbgebung verrät uns den jeweiligen Gehalt an SPS, von daher sollte eine Salatvariation nach Möglichkeit immer möglichst bunt sein.

Auch Nüsse passen bestens in HBN und sollten in jedem Fall auch wegen deren Gehalt an Vitaminen Teil eines Ernährungsplanes sein, soweit es die kalorische Bedarfssituation zulässt.

Bei Vitamin B12 haben wir die Situation, dass dies hauptsächlich in tierischen Lebensmitteln in signifikanter Menge und in einer gut absorbierbaren Form vorliegt. Auch Vitamin D kommt hauptsächlich in tierischen Lebensmitteln vor.

Natürlich zählt auch Obst zu den Vitaminquellen, bei HBN werden wir jedoch keine signifikanten Mengen verzehren. Der Glukose/Fruktose-Mix eignet sich bei Weitem nicht so gut für die Basis-Ernährung nach HBN, wie dies bei Gemüse der Fall ist. Lediglich in einigen Modellen der Pre- oder POST-Work-out-Nutrition lässt sich Obst als kohlenhydrathaltiger Nahrungsbestandteil gut integrieren. Wer dennoch einen Teil seiner täglichen Kohlenhydrataufnahme mit Obst abdecken will, trägt damit natürlich auch zur Versorgung mit Vitaminen bei.

Empfohlene Vitamin-Ergänzungen für HBN

Vitamin B-Komplex

Bei den B-Vitaminen ist besonders Vitamin B6 interessant, da es für die Proteinaufnahme benötigt wird. Da die Absorption und Wirkung einzelner B-Vitamine jedoch weitaus schlechter ausfällt als die Aufnahme im Komplex, bietet sich die begleitende Aufnahme eines Vitamin-B-Komplexes an.

Vitamin D

Das Sonnenvitamin ist viel zu wichtig, als dass man hier einen Mangel entstehen lassen sollte. Leider ist ein Mangel eher die Regel als die Ausnahme. Mit schuld daran sind die Längen- und Breitengrade, die in Zusammenhang mit der Sonneneinstrahlung stehen. Gerade sonnenarme Monate machen uns schwer zu schaffen und drücken die Vitamin-D-Versorgung in den Keller. Ich empfehle daher eine Vitamin-D-Ergänzung in den Monaten Oktober bis März. In Sonnenmonaten sollte man sich Vitamin D über die Sonne einholen. Dazu bedarf es kurzer täglicher Sonnenbäder ab 15 Minuten (je nach Hauttyp) zu einer Tageszeit, bei der die Sonne noch Kraft besitzt (Mittagssonne). Wer dazu keine Gelegenheit hat, sollte eine ganzjährige Supplementierung von Vitamin D in Erwägung ziehen und die Dosierung entsprechend variieren.

Multi-Vitamin

Sportler, aber auch die genannten Risikogruppen für einen Vitaminmangel sind oftmals gut beraten, ein wohldosiertes Multivitamin aufzunehmen. Wichtig ist hier, dass die Einnahme sowohl mit Flüssigkeit als auch mit etwas Fett stattfindet, um sowohl wasser- als auch fettlösliche Vitamine aufnehmen zu können.

Anmerkung
Die hier genannten Empfehlungen dürfen keinesfalls als allgemein gültige Regel angesehen werden. Letztlich erlangt man als sportlich aktiver Mensch am besten Kenntnis über die Versorgung mit Vitaminen, indem man die aktuelle Ernährungssituation einer Analyse auf den Gehalt an Mikronährstoffen unterzieht, die jeder gute Nutrition-Coach vornehmen und bewerten kann. Anpassungen können dann entweder über natürliche Lebensmittel erfolgen oder aber aus einem der oben genannten Empfehlungen in Supplementform bestehen.

Resümee für HBN:
Eine gute Vitaminversorgung ist entscheidend am Erfolg von HBN beteiligt. Wenngleich sich eine Dosierung über Bedarf nicht leistungssteigernd auswirken wird, kann ein Mangel dennoch Einbußen in Sachen Leistung, aber auch Gesundheit bedeuten. Wir vermeiden dies durch die Aufnahme möglichst vitaminreicher Lebensmittel in Kombination mit der Einnahme begleitender Nahrungsergänzungen je nach Bedarf.

Mineralstoffe

Säure-Basen-Haushalt

Mineralstoffe sorgen für den Ausgleich des Säure-Basen-Haushalts und sind so gerade bei einer proteinreichen Nahrung von besonderer Bedeutung. Gerade schwefelhaltige Aminosäuren wie Cystein und Methionin sind wichtig für anabole Prozesse, tragen aber auch stark zur Säurebildung im Körper bei und belasten die Nieren wegen der Ausscheidung von Harnsäure. Ein niedriger Blut-pH-Wert kann sich, wenn er über längere Zeit aufrechterhalten wird, in bestimmten Fällen in Leistungsabfall, Gelenkbeschwerden, Verspannungen und/oder Rückenbeschwerden bemerkbar machen. Ein stabiler pH-Wert ist zudem unabdingbar dafür, dass Enzyme (die Biokatalysatoren und Beschleuniger von Stoffwechselvorgängen) optimal ihre Aufgaben erfüllen können. Im sauren Milieu steigt zudem der Cortisolspiegel an, die Insulinsensibilität verschlechtert sich und die Ausschüttung von Schilddrüsenhormon wird reduziert. In diesem Zusammenhang reduziert sich auch der Anteil freier Fettsäuren im Blut, was auf eine reduzierte Fettverbrennung schließen lässt.

Sonstige Funktionen

Mineralstoffe leiten Nervenimpulse weiter und sind maßgeblich an der Aufrechterhaltung des Wasserhaushalts beteiligt. Bestimmte Vertreter sind unabdingbar für muskuläre Leistungserbringung – d. h., ohne bestimmte Mineralstoffe wären wir nicht in der Lage, eine Muskelkontraktion auszuführen. Einige Mineralstoffe aktivieren bestimmte Enzyme und sind so in den Protein- und Kohlenhydratstoffwechsel involviert.

Mineralstoffmangel kann in Krampfbildung, Knochenabbau, Leistungsabfall, verminderter Erregbarkeit der Muskulatur u. v. m. münden.

Bestimmte Vertreter sind zudem beteiligt an der Sauerstoffversorgung des Blutes, der Stabilisierung des Blutzuckers und unterstützen antioxidative Systeme des Körpers.

Resümee für HBN:

Eine ausreichende Versorgung mit Mineralstoffen ist in jedem Falle erstrebenswert und mindestens genauso wichtig wie eine ausreichende Versorgung mit Makronährstoffen oder Vitaminen. Da die Versorgung in vielen Fällen stark mit dem Flüssigkeitshaushalt zusammenhängt, wird dieses Thema im folgenden Kapitel nochmals genauer behandelt.

Flüssigkeitsbedarf nach HBN

Funktionen von Wasser

Der Wasseranteil des Menschen beträgt zwischen 60 und 70 %. Wasser dient dem Körper als Lösungsmittel für Nahrung, Salze und Zucker. Im Blut und in der Lymphe fungiert es als Transportmittel für Nährstoffe, Regulatorstoffe und Immunzellen zum jeweiligen Wirkungsort. Wasser ist auch ein Zellbaustein und wird für die Elastizität der Knorpel, der Menisci und der Bandscheiben benötigt. Auch an der Regulierung des Wärmehaushalts ist Wasser beteiligt. Über Verdunstung schützt sich der Körper vor Überhitzung. Zu guter Letzt dient Wasser als Reaktionspartner bei Stoffwechselvorgängen.

Ausgeglichene Wasserbilanz

Aufnahme
Über Lebensmittel und Getränke sowie über Oxidationswasser, welches bei der Verbrennung von Kalorienträgern entsteht, nimmt der Durchschnittsbürger täglich etwa 2500 ml Wasser auf. Bei dieser Zahl ist eine reine Flüssigkeitsaufnahme über Getränke von 1,5 l berücksichtigt.

Ausscheidung
Über die Nieren bzw. den Harn scheidet der Durchschnittsbürger täglich etwa 1300 ml Wasser aus. Schweißverlust über die Haut ohne größere körperliche Betätigung schlägt nochmals mit etwa 550 ml pro Tag zu Buche. Auch über die Lunge atmen wir Flüssigkeit ab, und zwar in einer Größenordnung von etwa 450 ml pro Tag. Letztlich ist auch in unserem Stuhl noch ein kleiner Anteil Flüssigkeit enthalten, welcher täglich zu etwa 200 ml Verlust führt. Wir scheiden so also auch ungefähr 2500 ml aus.

Was beeinflusst den Flüssigkeitsbedarf?

Zu einem erhöhten Wasserbedarf kommt es bei hohen Temperaturen oder hoher Luftfeuchtigkeit. Körperliche Aktivität führt zu vermehrten Verlusten über Schweiß. Proteine und Salze benötigen Wasser zu ihrer Verdünnung und Ausscheidung. Ballaststoffe binden Wasser. Krankheiten wie Fieber sowie einige Medikamente erhöhen die Ausscheidung.

Flüssigkeitsmangel

Flüssigkeitsmangel und Leistungsminderung

Flüssigkeitsverluste gehen zulasten der intrazellulären Flüssigkeit, der Flüssigkeit im Zwischenzellenraum und dem Blutplasma.

Werden dem Körper größere Mengen Flüssigkeit entzogen, kommt es zu einer Leistungsminderung. Bereits ab 2 % Flüssigkeitsverlust in Bezug auf das Körpergewicht besteht diese Gefahr. Das Problem ist, dass es bei dieser Größenordnung des Verlusts noch nicht zwangsläufig zu einem Durstsignal kommen muss.

Da sich der Wasserbedarf unter sportlicher Belastung erhöht, muss hier auch mit einer höheren Flüssigkeitszufuhr reagiert werden. Durchschnittliche Flüssigkeitsverluste im Sport betragen 0,8–1 Liter pro Stunde. Extreme Belastungen können sogar Schweißverluste von 2 und mehr Liter pro Stunde zur Folge haben.

Symptome eines Flüssigkeitsmangels

Bei einem Verlust von 1–4 Liter Flüssigkeit kommt es zu Durstgefühlen, Krämpfen, Müdigkeit, Schwäche, Übelkeit oder Kopfschmerzen. 5–7 Liter Flüssigkeitsverlust führen zu Schwindel, schweren Kopfschmerzen, Atemnot, vermindertem Blutvolumen bis hin zu Gehunfähigkeit. Ab einem Verlust von 8 Litern und mehr besteht die Gefahr eines Deliriums bis hin zum Tod.

In Verbindung mit Sport kommt es bei Flüssigkeitsmangel zu einer Verringerung des Blutvolumens und entsprechend zu einer Eindickung des Blutes (gemessen mit dem Hämatokrit-Wert). Die Folge daraus ist eine schlechtere Durchblutung der Muskulatur sowie eine Störung des Nährstoff- und Sauerstofftransports in Verbindung mit einem mangelnden Abtransport von Stoffwechselendprodukten. Unter Flüssigkeitsmangel verlieren wir zudem die Fähigkeit, die Körpertemperatur zu regulieren.

Schweißverluste und Mineralstoffe

In 1 Liter Schweiß befinden sich durchschnittlich 2,7–3 g Mineralstoffe. Davon fallen im Durchschnitt 752 mg auf Natrium, 1014 mg auf Chlorid, 40 mg auf Kalzium, 19 mg auf Magnesium und 173 mg auf Kalium. Unabhängig von den o. g. Durchschnittswerten hat unser Schweiß je nach Dauer einer Belastung eine andere Zusammensetzung.

Während der ersten 60–90 Minuten schwitzen wir hauptsächlich Wasser aus. Im Blut befindliche Mineralstoffe treten in einer höheren Konzentration auf.

Nach mehreren Stunden erhöht sich die Ausscheidung der Mineralstoffe. In dieser Situation ist die Gefahr eines Mangels gegeben, daher sollte man hier auch für Ausgleich sorgen.

In den ersten 60–90 Minuten einer Belastung sollte man lediglich für ausreichend Flüssigkeit sorgen. Die Zufuhr von Mineralien ist noch nicht nötig.

Die über die Nahrung aufgenommene Menge des jeweiligen Mineralstoffs entscheidet darüber, wie schnell es zu einem Mangel kommt. Eine „normale" Ernährung liefert meist genug Natrium und Chlorid. Bei den Mineralien Kalium und Magnesium treten Mangelsituationen generell häufiger auf.

Je besser die Ausdauerleistung ist, desto mehr schwitzt man. Der Schweiß eines Trainierten enthält jedoch deutlich weniger Mineralstoffe als der Schweiß eines Untrainierten!

Wie funktioniert die Aufnahme von Flüssigkeit?

Eine schnelle Aufnahme von Flüssigkeiten ist entscheidend, wenn es darum geht, sowohl einen Wasser- als auch einen Mineralstoff- und Energiemangel wieder auszugleichen. Bevor wir uns mit der Frage beschäftigen, wie eine Flüssigkeit für eine möglichst schnelle Aufnahme beschaffen sein muss, ist es wichtig zu wissen, wie unser Körper mit Flüssigkeiten umgeht.

Magenentleerung

Nach der Aufnahme ist der erste zu beachtende Faktor die Magenentleerungsrate. Sie sagt aus, wie schnell eine Flüssigkeit den Magen passiert und an den Darm abgegeben wird. Hier ist der Kohlenhydratgehalt die entscheidende Größe.

Die Zugabe von Glukose (Einfachzucker) in Konzentrationen über 5 % verzögert die Magenentleerungsrate. Bei der Verwendung von Saccharid (Zweifachzucker) sind Konzentrationen bis 8 % ohne eine Verzögerung der Magenentleerung möglich. Bei Maltodextrin (ein Mehrfachzucker) sind sogar noch etwas höhere Konzentrationen bis 10 % möglich. *(Dies ist auch der Grund für die außerordentlich gute Verträglichkeit von Maltodextrin.)*

Ab einem Kohlenhydratgehalt von über 10 % nimmt die Magenentleerungsrate rasch ab!

Temperatur

Inwieweit sich die Temperatur eines Getränks auf die Magenentleerungsrate auswirkt, ist nicht eindeutig bestimmt. Wahrscheinlich hat die Temperatur nur eine zweitrangige Bedeutung.

Fruchtsäfte

Für Fruchtsäfte gelten in der Regel die gleichen Konzentrationsangaben wie für sonstige Kohlenhydratlösungen. Bestimmte Fruchtkomponenten oder organische Säuren können jedoch die Magenentleerung zusätzlich negativ beeinflussen. Der pH-Wert eines Sportgetränks sollte grundsätzlich immer über 4 betragen! (Vorsicht an dieser Stelle also beispielsweise mit unverdünntem Orangensaft.)

Absorption

Die Absorption von Wasser im Dünndarm ist ein völlig passiver Prozess (ohne Energieaufwand). Sie ist abhängig von der Osmose, dem sog. Teilchen-Sog. Osmose funktioniert über das Prinzip des Ausgleichs von Konzentrationen. Flüssigkeit wandert vom Ort mit hohem Aufkommen zum Ort mit einem niedrigeren Aufkommen. Reines Wasser wird relativ langsam absorbiert (ca. 1 ml pro cm Dünndarm und Stunde).

Glukose und Natrium werden aktiv durch die Zellen transportiert. Mit deren Hilfe kann auch Wasser schneller absorbiert werden, da diese Stoffe Wasser binden. Auch Saccharide, Fruchtzucker oder Mehrfachzucker beschleunigen die Wasserabsorption.

Mit Ausnahme von Natrium haben Elektrolyte keinen Einfluss auf die Absorption!

Unterschiede bei der Absorption von Flüssigkeiten

Je nach dem Gehalt gelöster Teilchen im Verhältnis zum Blut geht die Absorption schnell oder langsam vonstatten.

Hypotone Getränke

Sie besitzen weniger gelöste Teilchen als das Blut. Hypotone Getränke liefern 15–20 g Kohlenhydrate pro Liter und enthalten zudem geringe Mengen an Natrium, Kalium und Magnesium sowie einige Vitamine. Die Magenentleerung und Absorption gehen schnell vonstatten, jedoch weisen die Lösungen einen niedrigen Energiegehalt auf. Aufnahmemengen bis 5 ml pro cm Darmwand und Stunde sind möglich. Als reiner Flüssigkeitslieferant sind hypotone Lösungen durchaus geeignet. Für den Sportbedarf liefern sie meist zu wenig Nährstoffe. Zu den hypotonen Lösungen zählen stark verdünnte Obst- und Gemüsesäfte oder auch Light-Getränke.

Isotone Getränke

Isotone Getränke liefern in etwa gleich viele gelöste Teilchen wie unser Blut. Sie beinhalten einem Kohlenhydratgehalt von etwa 50–80 g pro Liter. Dieser Energiegehalt ist ausreichend für akute sportliche Belastungen. Isotone Getränke ermöglichen die Aufnahme von bis zu 4 ml pro cm Darmwand und Stunde. *Wichtig: Fruchtsaft-Schorlen stellen aufgrund der möglichen verzögerten Magenentleerung durch Fruchtsäuren und einem Mangel an Natrium nicht das optimale isotone Getränk dar!*

Hypertone Getränke

Sie enthalten deutlich mehr gelöste Teilchen als das Blut. Auf 1 Liter Wasser kommen etwa 100–140 g Kohlenhydrate. Dies ist gleichbedeutend mit einem hohen Energiegehalt. Zu den hyper-

tonen Getränken zählen unverdünnte Fruchtsäfte, Cola, Malz-
bier und Limonaden sowie mit Sicherheit auch einige schlecht
geplante und schlecht dosierte INTRA-Workout-Supplements.
Der Nachteil hypertoner Getränke besteht darin, dass sie nur
verzögert im Darm aufgenommen werden können. Das Getränk
muss erst verdünnt werden. Hierzu wird Flüssigkeit aus dem Blut in
den Darm gezogen (Dehydration). Es kommt zu einer Verdickung
des Blutes, welche den Sauerstofftransport, die Sauerstoffaufnahme
der Muskulatur und damit auch die Leistung vermindert. Hypertone Lösungen, die ausschließlich Mono- oder Disaccharide enthalten, können zu Durchfall und Blähungen führen.

*(Die genannten Nachteile bei der Aufnahme hypertoner Lösungen
machen den genannten Ansatz des „Spülens von Kohlenhydraten" in
Extremfällen zur INTRA-Workout-Nutrition nochmals interessanter.)*

Alkoholische Getränke

Sie sind nicht zum Flüssigkeitsersatz im Training geeignet. Alkohol
wirkt diuretisch und vermindert das Wahrnehmungsvermögen.
Die Verstoffwechslung von Alkohol raubt dem Körper zudem
eine Menge Flüssigkeit, Energie und Mineralien. Regelmäßiger
Alkoholkonsum steht außerdem unter dem Verdacht, die Anzahl an Testosteronrezeptoren der Muskulatur zu verringern.
Besonders in Verbindung mit Training aufgenommener Alkohol
hat bereits bei der ersten Einnahme eine deutlich höhere Cortisolproduktion zur Folge.

Relativierend dazu muss angeführt werden, dass die generelle
Aufnahme einer geringen Menge Alkohol zur richtigen Zeit
und verbunden mit dem richtigen Trinkverhalten durchaus
einige interessante gesundheitliche Vorzüge mit sich bringen
kann. Dem Alkohol muss also als Sportler nicht wie vielfach
behauptet komplett abgeschworen werden.

Elektrolyte und Leistung

Überversorgung mit Elektrolyten allgemein

Wie gezeigt wurde, haben Elektrolyte (bis auf Natrium) keinen Einfluss auf die Magenentleerung und Absorption. Eine allgemein ausreichende Versorgung ist dennoch wichtig. Unsinnig ist es, sich prophylaktisch mit Elektrolyten überzuversorgen. Eine Überversorgung hat keinerlei positive Auswirkungen auf die Leistung und ist daher verschwendetes Geld.

Als Ausnahme für prophylaktische Gaben wären Kalzium und Magnesium anzuführen, da diese relativ schlecht (nur zu 30–35 %) im Darm absorbiert werden.

Überversorgung mit Kalium

Kalium wird bei dynamischer Muskelarbeit vermehrt aus den Muskelzellen freigesetzt und erhöht so den Blutkaliumspiegel. Kleinere Verluste über den Schweiß werden so von selbst ausgeglichen. Eine übermäßige Kaliumzufuhr in dieser Phase hätte sogar eine Hyperkaliämie zur Folge. Diese kann sich leistungsmindernd auswirken und sogar eine Gefahr für die Herztätigkeit darstellen.

Natrium

Natrium ist das einzige Elektrolyt, welches die Flüssigkeitsaufnahme zu beeinflussen vermag. Getränke mit geringem oder keinem Natriumgehalt werden langsam absorbiert und halten sich nach einer schweißtreibenden Belastungen auch weniger lange im Körper (Speicherung) als Getränke mit höherem Natriumgehalt. Sie werden schnell wieder über den Urin ausgeschieden und dienen so schlechter für die Rehydrierung.
In Verbindung mit 1200 mg Natrium pro Liter Flüssigkeit kann man die Absorptionsgeschwindigkeit hypotoner Ge-

tränke beschleunigen. Da es dieser Flüssigkeit wie bereits angeführt an Energie fehlt, ist deren Einsatz im Sport dennoch eher uninteressant. Problematisch ist für viele Sportler zudem der Geschmack von Getränken mit mehr als 1g Natrium pro Liter. In der Regel werden 400–600 mg Natrium noch als angenehm empfunden.

Interessant – Wie entsteht Durst?
Beim Schwitzen verliert man Wasser und Natrium. Da der Natriumverlust im Verhältnis niedriger ausfällt als der Wasserverlust, nimmt die Natriumkonzentration im Blut zu. Dieses Missverhältnis löst ein Durstgefühl aus. Über die Aufnahme von Flüssigkeit soll so wieder ein Gleichgewicht zwischen der Wasser- und der Natriumkonzentration im Blut hergestellt werden.

Resümee für HBN:
Damit ein Ernährungskonzept funktionieren kann, ist es notwendig, neben Nährstoffen auch genug Wasser aufzunehmen. Während der Durchschnittsbedarf eines Normalbürgers mit etwa 1,5 l Wasser angegeben wird, lautet die Vorgabe bei HBN in Verbindung mit wenig schweißtreibendem Sport 2,5–3 l pro Tag. Je mehr geschwitzt wird, desto höher muss die Aufnahme angesetzt werden.

Gleiches gilt für die Versorgung mit Mikronährstoffen/ Elektrolyten, da auch diese vermehrt verbraucht bzw. ausgeschieden werden, wenn wir schwitzen. Generell hat sich gezeigt, dass mit einer guten Ernährung, ausreichend Flüssigkeitsaufnahme und normalen Schweißverlusten eine zusätzliche Supplementierung von Mineralstoffen nicht notwendig erscheint. Gerade bei Magnesium und Kalzium möchte ich mich hier dennoch für eine Supplementierung aussprechen. Gerade wenn es um den Knochenstoffwechsel geht, muss neben der Versorgung mit Kalzium auch ausreichend Vitamin D zur Verfügung stehen, um die Knochenmineraldichte positiv zu beeinflussen.

Besonderes im Ausdauersport muss man verstärktes Augenmerk auf Hydration und Mineralstoffausgleich legen. Die richtige Menge an Mineralstoffen und Flüssigkeit in der richtigen Kombination und Gewichtung kann bei intensiven Trainingseinheiten bzw. Wettkämpfen über Sieg oder Niederlage entscheiden. Hier ist die Notwendigkeit einer Supplementierung mit Mineralstoffen wie Natrium wahrscheinlich.

Auch die Aspekte unterschiedlicher Lösungen und deren Absorptionsgeschwindigkeit sind weniger im Rahmen eines 90-minütigen Krafttrainings im klimatisierten Fitness-Club von Bedeutung, kommen dafür aber umso mehr bei langen Ausdauereinheiten zum Tragen, wenn man sowohl auf den Ausgleich mit Flüssigkeit und Mineralstoffen als auch auf eine schnelle und verträgliche Zufuhr mit Kohlenhydraten angewiesen ist.

Cheating-Days und HBN

Ein Ernährungskonzept kommt in der Regel immer dann gut an, wenn es Cheating-Days, Fresstage, Schummeltage, oder wie man noch zu derartigen Freifahrtscheinen sagen kann, vorsieht. Für HBN stellt sich grundsätzlich die Frage der Sinnhaftigkeit derartiger Maßnahmen.

Wann sind Cheating-Days sinnvoll?

1. Der metabolische Aspekt

Ausnahmslos in stark hypokalorischen Phasen oder bei extrem kohlenhydratarmen Ernährungsformen, die man über eine bestimmte Dauer verfolgt, droht der Zustand, den viele Athletinnen und Athleten versuchen mit Cheating-Days aufzufangen, ein „Einschlafen" des Stoffwechsels, gleichbedeutend ein Rückgang des Aufkommens an T3, dem aktiven Schilddrüsenhormon, ein Rückgang der Thermogenese u. v. m. Sich zwei Tage kohlenhydratarm oder nur von 500 kcal zu ernähren, macht einen Cheating-Day noch nicht notwendig, da der Körper kurze derartige Phasen zu kompensieren versteht, ohne die hormonelle Homöostase zu verändern. Werden derartige Zustände jedoch länger fortgeführt, zwingen wir unseren Körper zu handeln. Die Folge ist eine Art Notprogramm, bei dem unser Körper alle energieverbrauchenden Maßnahmen, die nicht zum Überleben benötigt werden, herunterfährt. Das Resultat ist eine Reduzierung des Grundumsatzes, was gleichbedeutend im Fachjargon als „Einschlafen des Stoffwechsels" bezeichnet wird. Für ketogene Ernährungsformen trifft dies nicht zu. Da HBN jedoch keine ketogene Ernährungsform darstellt, möchte ich dies nur am Rande erwähnen. Der Kohlenhydratgehalt einer Ernährungsform spielt deshalb eine Rolle, da ein Zusammenhang zwischen dem verfügbaren Leberglykogen und der Synthese von aktivem T3 besteht.

Kernaussage 1:
Sich isokalorisch und/oder hyperkalorisch nach HBN zu ernähren, erfordert aus metabolischer Sicht keine Cheating-Days.

Auch bei HBN hypokalorisch sorgen wir dafür, dass unsere Bestände an Leberglykogen nie längerfristig komplett geleert werden. An Tagen mit anaerober Belastung führen wir POST-Workout Kohlenhydrate zu. An trainingsfreien Tagen sieht HBN ebenfalls eine gewisse Menge Kohlenhydrate vor, um eine starke Mangelsituation zu vermeiden. Die einzige Konstellation, die möglicherweise einen gefährlichen Glykogenmangel hervorrufen könnte, ist eine hohe Frequenz an Intervalltraining in Verbindung mit hypokalorischer Ernährung. Hier haben wir zwar eine Art „Kohlenhydratpuffer" POST-Workout eingebaut, der Verbrauch an Glykogen kann sich jedoch bei hohem Aufkommen an Trainingseinheiten oder lang andauernden Workouts stark steigern, sodass es irgendwann zu einem Mangel an muskulärem und/oder hepatischem Glykogen kommen kann.

Kernaussage 2:
Auch sich hypokalorisch nach HBN zu ernähren, macht Cheating-Days nicht zwangsläufig nötig, da ein „Einschlafen des Stoffwechsel" durch die gezielten Nährstoffvorgaben vermieden wird. Sich besonders bei erhöhtem Aufkommen an Intervalltraining zu beobachten, ist dennoch unabdingbar, um die genannten metabolischen Anpassungen des Körpers zu vermeiden. Im Falle des Falles besteht dann entweder die Möglichkeit die tägliche Kohlenhydratmenge etwas anzuheben oder gezielt den Einsatz von Cheating-Days oder Cheating-Meals zu planen.

2. Der psychologische Aspekt
Wer sich die ganze Woche über nach Plan ernährt, verspürt oftmals die Lust, ein Mal in der Woche zu essen, was er möchte, um dann wieder an sechs Tagen „sauber" essen zu können.

Eines ist klar: Sollten Sie zu dieser Gruppe zählen, ist es besser, einen Cheating-Day einzulegen, als das Ernährungskonzept nicht einzuhalten. Einen Freifahrtschein möchte ich an dieser Stelle jedoch trotzdem nicht ausstellen, da HBN keine genauen Gramm und Lebensmittel zu bestimmten Uhrzeiten vorschreibt. Jeder kann sich nach den Vorgaben von HBN seine Ernährung so gestalten, wie sie für ihn am besten und vor allem dauerhaft durchführbar ist. Neue Kombinationen, neue Lebensmittel, neue Rezepte – mit HBN alles kein Problem, solange sie sich im Rahmen der Vorgaben bewegen, das heißt, für ausreichend Abwechslung kann man eigentlich selbst ganz leicht sorgen.

*HBN ermöglicht „geführte Freiheit" bei der Gestaltung der Er-
nährung. Innerhalb der Vorgaben können Lebensmittel beliebig
eingesetzt werden und sollten so auch aus psychologischer Sicht
eigentlich keinen Cheating-Day notwendig machen.*

Wie gestalten sich Cheating-Days?

Für die wenigen Ausnahmen, die einen Cheating-Day rechtfertigen, möchte ich natürlich an dieser Stelle *keine* genauen Vorgaben geben, wie, aus welchen Lebensmitteln etc. sich der Tag
gestalten sollte. Man darf nur nicht vergessen, was man mit dem
Cheating-Day aus metabolischer Sicht in erster Linie erreichen
möchte, nämlich eine Aktivierung des Stoffwechsels! Dies erreicht
man *nicht* über die Zufuhr von Fast Food mit Fett-Kohlenhydrat-
gemischen, sondern über eine hohe Gabe an Kohlenhydraten und
eine moderate Zufuhr von Protein. Als Richtlinie empfehle ich
mindestens die Zufuhr der gesamten individuellen Glykogen-
Kapazität (muskulär und hepatisch) aus gemischt glykämischen
Kohlenhydraten, 1,5 g Protein pro Kilogramm Körpergewicht
und eine möglichst geringe Menge Fett. Man erreicht so in jedem
Falle eine Glykogen-Superkompensation und betreibt gleichzeitig Schadensbegrenzung in Sachen Körperfettaufbau. Die Ausschüttung von Insulin ist an Cheating-Days erwünscht und sogar
erforderlich, da Insulin in der Zelle den Umbau von Glukose zu
Glykogen initiiert und so dafür sorgt, dass eine zelluläre Glukose-
mangelsituation aufgehoben wird. Mit der Kohlenhydratmenge
nicht über das Ziel hinauszuschießen, wird letztlich darüber entscheiden, wie viel Glukose auch in den Adipozyten landet und dort
möglicherweise auch für die De-novo-Lipogenese verwendet wird.

*Ein Cheating-Day nach HBN gestaltet sich kohlenhydratreich,
proteinmoderat und fettarm. Die Gesamtkalorien ergeben sich
aus den „groben" Vorgaben bei Kohlenhydraten und Protein bei
gleichzeitig minimierter Fettaufnahme.*

HBN Advanced

Vorwort

Für die Thematik der Workout-Supplementierung stand mir Gast-autor Jean-Marc-Stettler tatkräftig zur Seite. An dieser Stelle ein großes Dankeschön an dich für das Einbringen deiner Kompetenz zur Gestaltung von HBN-Advanced.

Einsatz von Nahrungsergänzungen PRE-Workout

Warum eine PRE-Workout-Supplementierung?

Wie die optimale PRE-Workout-Nutrition auszusehen hat, wissen wir bereits. Das Ganze muss natürlich in Abhängigkeit von der Zielsetzung betrachtet werden. Allen gemeinsam ist aber, ein möglichst anaboles Umfeld mit der Proteinzufuhr und gut gefüllten Energiespeichern (Kohlenhydrate bzw. Fett) zu schaffen, um optimal in das Training zu starten. Das Training selbst erzeugt einen katabolen Zustand, insbesondere durch Erhöhung des Cortisols, welches wir möglichst gering halten wollen, aber auch durch die gewollte Reizsetzung, die in der darauf folgenden Regenerationsphase zu einer Superkompensation führen wird.

Es gibt diverse Supplemente, die helfen, den katabolen Zustand geringer zu halten, die Energieversorgung zu optimieren und die Insulinsensibilität der Muskelzellen (Glut-4-Transporter) zu erhöhen. Dies wiederum schafft optimale Voraussetzungen für das Ausschöpfen des maximalen Potenzials im Rahmen der POST-Workout-Nutrition.

Der metabolische Stress, den wir durch Training erzeugen, führt zu einer mitochondrialen Mehrproduktion freier Radikale, welche wiederum (Muskel) Adaptionen auslösen. Dieser Stress ist erwünscht und darf **nicht** durch Zuführen hoher Mengen an Antioxidantien vermindert werden.

Wir stellen nun die wirksamen Supplements vor, die sich in unterschiedliche Klassen einteilen lassen. So gibt es Aminosäuren und Derivate, die der Energieversorgung und Leistungssteigerung dienen, Kreatin, das die anaerob-alaktazide Energiebereitstellung fördert, also wiederum der Leistungssteigerung dient, und natürlich die Stimulanzien, die eine besondere Rolle einnehmen.

Die Einnahmeempfehlungen berücksichtigen das Körpergewicht. Es handelt sich jeweils um moderate bzw. durchschnittliche Einnahmemengen. Sie können bei Bedarf vorsichtig erhöht werden.

Die nun in den folgenden Abschnitten vorgestellten Substanzen/ Supplements sind nach heutigem Wissensstand gesundheitlich unbedenklich, gut erforscht und bewirken eine merkbare Leistungssteigerung. Es gibt darüber hinaus noch viele weitere Substanzen, die aber unwirksam, gefährlich oder aber unerforscht sind und teilweise sogar unter das Anti-Doping-Gesetz fallen.

Aminosäuren und Derivate

BCAA – branched-chain-amino-acids (verzweigt-kettige-Aminosäuren)

Als BCAA werden die drei essenziellen Aminosäuren Valin, Leucin und Isoleucin bezeichnet. Das Besondere an den BCAA ist die, im Vergleich zu anderen Aminosäuren unterschiedliche, Verstoffwechselung. Sie werden nicht wie bei den anderen Aminosäuren über die Leber, sondern direkt in der Muskulatur verstoffwechselt.

Während intensiver Trainingseinheiten sinkt die Konzentration von Glutamin und Alanin in der Muskelzelle und der Körper reagiert darauf, indem er das körpereigene, in der Muskulatur gespeicherte BCAA herauslöst und zur Glutamin- und Alaninsynthese verwendet. Aus ihnen wird wiederum im Rahmen der Gluconeogenese Glukose gebildet.

Der Körper benutzt zu diesem Zweck Aminosäuren aus dem Blutplasma.

Durch die Zufuhr von BCAA vor dem Training wird der Anteil der durch die Gluconeogenese aus der Muskulatur eingeschleusten Aminosäuren vermindert und weniger Muskelsubstanz abgebaut. Ganz vermeiden lässt sich dies natürlich nicht, außer bei dopenden Sportlern. In einer kalorienreduzierten Diät sind BCAA noch weitaus wichtiger.

Einnahmeempfehlung: 0.1 g/kg Körpergewicht, eine 100 kg schwere Person nimmt z. B. 10 g ein. Das Verhältnis sollte 2:1:1 (Leucin–Isoleucin–Valin) betragen, mindestens aber 3,5g Leucin liefern. Die Einnahme erfolgt ca. 30 Min. vor dem Training..

Anmerkung:
Bei einem deutlich länger als 60 Min. dauernden Training kann eine zusätzliche Gabe während des Trainings Sinn machen. Dies sollte aber weit fortgeschrittenen Athleten vorbehalten bleiben oder aber Athleten, die mit einem sich besonders schnell erhöhenden Cortisolspiegel nach dem Training zu kämpfen haben.

Spezifische Aminosäuren

Wenn man einzelne Aminosäuren oder Mischungen weniger Aminosäuren in ausreichend großem zeitlichem Abstand zur Einnahme eines vollständigen Proteins einnimmt, kann man von seiner spezifischen Wirkung profitieren. Genau diesen Effekt kann man sich vorzugsweise vor dem Training (z. B. mit Tyrosin) oder aber auch vor dem Schlafengehen (Tryptophan) zunutze machen.

Leucin

Ich erwähne Leucin hier noch einmal, weil es sich hierbei um eine besondere Aminosäure handelt. Einige Effekte wurden bereits im Rahmen der BCAA beschrieben. Aufgrund des bereits beschriebenen hohen Insulin-Index kommt es durch eine zusätzliche Gabe von Leucin POST-Workout zu einer um bis zu 66% gesteigerten Insulinausschüttung. Leucin vermag zudem den durch Training erhöhten Cortisolspiegel zu senken.

Tyrosin

Tyrosin ist eine nichtessenzielle Aminosäure, die als Ausgangssubstanz für die Biosynthese von DOPA, Dopamin, Katecholaminen, Melanin, Thyroxin und Tyramin dient. Wir stellen dem
Körper die „Bausubstanz" zur Bildung von Dopamin und daraus
Noradrenalin und Adrenalin zur Verfügung. Dieses wiederum
sorgt für eine Steigerung der Herzfrequenz, einen Anstieg des
Blutdrucks, aber auch für eine schnelle Bereitstellung von Energie-
reserven durch Fettabbau (Lipolyse) sowie für die Freisetzung
und Biosynthese von Glukose. Tyrosin reguliert auch die Durchblutung und hemmt die Magen-Darm-Tätigkeit. Es bereitet uns
also auf das folgende Training vor.

Die Einnahme von Tyrosin kann zu einer Verbesserung der
Leistungsfähigkeit führen. Erfahrungsberichten zufolge kann
Tyrosin auch morgens eingenommen werden, wenn es darum
geht, die Konzentrationsfähigkeit anzuheben.
    Wer am gleichen Tag mit zu geringem zeitlichem Abstand
Tryptophan supplementiert, muss mit einer Aufhebung der
spezifischen Wirkung beider Aminosäuren rechnen.

Einnahmeempfehlung: 0.02 g/kg Körpergewicht, eine 100 kg
schwere Person nimmt z. B. 2 g ein. Die Einnahme erfolgt ca.
30 Min. vor dem Training.

Taurin

Taurin ist eine nichtessenzielle und nicht proteinogene Aminosäure. Zu den wenigen klar definierten Aufgaben von Taurin im
Stoffwechsel gehören die Bildung von Gallensäurekonjugaten, die
Beeinflussung der Signalübertragung und die potenzielle Rolle
bei der Entwicklung des Zentralnervensystems und der Herz-
funktion. Taurin stimuliert den Einstrom und die Membran-
bindung von Kalzium. Außerdem unterstützt es die Bewegung
von Natrium und Kalium durch die Zellmembran.

Eine gesonderte Supplementierung kann im Rahmen erhöhter körperlicher Leistung Sinn machen.

Einnahmeempfehlung: 0.02 g/kg Körpergewicht, eine 100 kg schwere Person nimmt z. B. 2 g ein. Die Einnahme erfolgt ca. 30 Min. vor dem Training.

Arginin

L-Arginin ist eine semiessenzielle Aminosäure. Sie kann aus Glutamat synthetisiert werden. Unter veränderten Stoffwechselbedingungen und bei raschem Wachstum kann sie aber durchaus essenziell werden. Diese Aminosäure hat den höchsten Masseanteil an Stickstoff aller proteinogenen Aminosäuren. Sie gehört zusammen mit Lysin und Histidin zur Gruppe der „basischen" Aminosäuren.

Arginin ist an zahlreichen Funktionen im Körper beteiligt. Arginin ist die Vorstufe von Stickstoffmonoxid (NO) im Körper. Stickstoffmonoxid ist eine wichtige Substanz im Körper, die vom Körper aus L-Arginin gebildet wird. Sie reguliert den Blutfluss, bekämpft schädliche Radikale und spielt außerdem eine wichtige Rolle bei der Zellkommunikation. Stickstoffmonoxid hilft außerdem, die Nährstoffe im Muskel zu verteilen. Daher führt ein höherer NO-Spiegel zu einer höheren Leistung.

Arginin ist auch an der Freisetzung von Wachstumshormon beteiligt.

HBN empfiehlt die Einnahme von L-Arginin in seiner Form als Arginin-AKG (Alpha-Ketoglutarat). AKG als Trägersubstanz (Salz) erhöht die Bioverfügbarkeit von L-Arginin. Der Körper kann das L-Arginin so deutlich besser aufnehmen und verwerten.

Einnahmeempfehlung: 0.05 g/kg Körpergewicht, eine 100 kg schwere Person nimmt z. B. 5 g ein. Die Einnahme erfolgt ca. 30 Min. vor dem Training.

NO-Booster

Immer häufiger werden von Supplement-Herstellern Kombinationspräparate angeboten, in denen diverse NO-steigernde bzw. NO-bildende Substanzen enthalten sind. Mit derartigen Kombinationen können teilweise synergetische Effeke entstehen.

So führt die Kombination von Citrullin und Arginin zu einer höheren Stickstoff-Konzentration, als sie mit Arginin allein eintreten könnte. Durch die Zugabe von Nitrat, GPLC und Ornithin wird die Wirkung noch einmal verstärkt. Neu im Gespräch ist in dieser Richtung auch das sog. Agmatin-Sulfat.

Anmerkung
Zu beachten gilt bei Synergieeffekten und hohen Dosierungen bei NO-Boostern, dass unser Körper nicht über eine unendliche Kapazität an NO-Synthase, dem Wandler von Arginin/Citrullin etc. in NO, verfügt. Findet diese Umwandlung nicht statt, treten keinerlei NO-vermittelte Wirkungen auf. Man profitiert also nicht zwangsläufig davon, mehrere Substanzen oder sehr hohe Gaben bei Einzelsubstanzen einzunehmen.

Ornithin

L-Ornithin ist eine basische, nicht proteinogene Aminosäure. Sie tritt in der L-Form hauptsächlich im Harnstoffzyklus als Trägersubstanz auf.

Wird Ornithin zusammen mit Arginin zugeführt, steigt der Argininspiegel. Eine vermeintlich durch Arginin induzierte Wachstumshormon-Freisetzung würde also durch Ornithin noch verstärkt. Hinsichtlich der Signifikanz dieser Wirkung von L-Arginin herrscht jedoch noch Uneinigkeit.

Es empfiehlt sich, Ornithin in Form von Ornithin AKG zu supplementieren, also der Veresterung von Ornithin mit der Alpha-Ketoglutarsäure.

Einnahmeempfehlung: 0.02 g/kg Körpergewicht, eine 100 kg schwere Person nimmt z. B. 2 g ein. Die Einnahme erfolgt ca. 30 Min. vor dem Training.

Citrullin Malat

L-Citrullin ist eine nicht proteinogene Aminosäure, die von Pflanzen und Tieren produziert wird. Sie ist ein Zwischen-produkt des Harnstoffzyklus im Zuge der Umwandlung von Ornithin zu Arginin und trägt dazu bei, Ammoniak zu entgiften.

Man könnte nun annehmen, dass eine Supplementierung bei einer bestehenden Einnahme von Arginin überflüssig sei, da es sich bei Citrullin nur um eine Vorstufe handelt. Allerdings zeigt sich bei der Gabe von Citrullin ein höherer Anstieg des Arginin-Levels, was wiederum eine höhere NO-Konzentration mit sich bringt.

Wir geben daher Citrullin den Vorzug gegenüber Arginin in seiner Form als L-Arginin bzw. empfehlen eine kombinierte Einnahme beider Substanzen.

Einnahmeempfehlung: 0.04 g/kg Körpergewicht, eine 100 kg schwere Person nimmt z. B. 4 g ein. Die Einnahme erfolgt ca. 30 Min. vor dem Training.

Nitrat

Nitrat senkt den Blutdruck und sorgt für eine gesunde Verdauung. Es fördert die Durchblutung durch Erhöhung der Stickstoffkonzentration. Lange Zeit ging man davon aus, dass Nitrate/ Nitrite grundsätzlich im Körper in krebserregende Nitrosamine umgewandelt werden. Dies wurde durch aktuelle Untersuchungen widerlegt. Nitrosamine entstehen nur unter bestimmten Voraussetzungen, nämlich unter gleichzeitiger Anwesenheit sekundärer Amine, einem vorherrschenden pH-Wert unter 5,5 oder bei starkem Wärmeeinfluss.

Anmerkung:
Umgerötete Wurstwaren nicht grillen, da hier die Gefahr der Nitrosaminbildung enorm ansteigt!

Heute geht man von einer gesundheitsfördernden Wirkung – richtige Anwendung vorausgesetzt – von Nitrat/Nitrit aus. Mit Nitrat angereicherte Supplemente gelten als unbedenklich und der Gesundheit und Leistung sogar förderlich.

Nitrat kommt natürlich in diversen Gemüsesorten wie Spinat, Sellerie, Salat, Rettich, Radieschen, Mangold und besonders reichhaltig in Rote Beete vor.

Ca. 25 % des aufgenommenen Nitrats reichert sich im Speichel an und wird dort am Zungengrund in Nitrit umgewandelt. Dieses Nitrit geht vom Magen-Darm-Trakt ins Blut über und regt die Bildung von Stickstoffmonoxid an. Dieses Gas ist einer der potentesten Blutverdünner. Es weitet die Gefäße und vermindert die Verklumpung der Blutplättchen. All das zusammengenommen kurbelt die Durchblutung an. Die Versorgung mit Sauerstoff und Nährstoffen verbessert sich. Nebenbei wirkt Stickstoffmonoxid auch antibakteriell und tötet Keime ab. So könnte es Entzündungsvorgängen vorbeugen. Der Körper ist sogar in der Lage, selbst Nitrit und Stickstoffmonoxid zu bilden und damit den Blutfluss eigenmächtig zu regulieren.

Die Einnahme von Nitratprodukten führt zu einer merklichen Verbesserung der Muskelausdauer, was sich insbesondere bei hochvolumigem Training bemerkbar macht.

Die Einnahmemenge bewegt sich bei ca. 1 g. Sie kann bei Bedarf leicht gesteigert werden. Eine zu hohe Einnahmemenge kann zu unangenehmen Kopfschmerzen führen.

Glutamin

L-Glutamin ist eine bedingt essenzielle Aminosäure. Bedingt deshalb, weil sie unter gewissen Umständen, wie beispielsweise hartem Training, durchaus in nicht ausreichender Menge im Blut zur Verfügung stehen kann. Sie bildet mit 20 % den Hauptbestandteil an freien Aminosäuren im Blutplasma und kommt in der höchsten Konzentration in den Muskelzellen vor.

Glutamin spielt als protein-bildende Aminosäure eine wichtige Rolle im Stoffwechsel. Daher ist eine ausreichende Versorgung mit Glutamin von zentraler Bedeutung. Viele Proteinpulver und Aminosäuren-Mischungen enthalten bereits einen hohen Anteil an Glutamin. Bei besonders intensiven Trainingseinheiten und in Zeiten stark reduzierter Kalorienaufnahme kann eine zusätzliche Supplementierung mit Glutamin Sinn machen.

Eine pauschale Einnahmeempfehlung abzugeben fällt schwer. Vor einem Training eingenommen empfiehlt HBN eine Menge von 0.04–0.08 g/kg Körpergewicht, eine 100 kg schwere Person nimmt z. B. 4–8 g ein.

Nach dem Training kann die Menge leicht erhöht werden. Da oft ein Proteinpulver als POST-Workout-Nutrition eingenommen wird, kann eine Supplementierung entfallen bzw. mit der gleichen Menge wie PRE-Workout gearbeitet werden.

Beta-Alanin

Der hauptsächliche Effekt von Beta-Alanin liegt darin, die Synthese des intramuskulären Dipeptid, des Carnosin, zu beschleunigen. Carnosin, welches in den schnellen Muskelfasern vorkommt, besitzt die primäre Funktion, Wasserstoffionen (H+) zu puffern.

Eine Pufferung der Wasserstoffionen verhindert, dass der pH-Wert der Muskulatur abfällt und der Muskel übersäuert. Eine Übersäuerung der Muskulatur führt zu einem Brennen in den Muskeln und zu Muskelermüdung sowie Muskelversagen am Ende eines Trainingssatzes. In einer sauren Umgebung wird ATP weniger effektiv und die Freisetzung von Kalzium, welches eine Schlüsselfunktion bei der Muskelkontraktion besitzt, wird stark behindert.

Durch einen höheren Carnosinspiegel in der Muskulatur kann der Abfall des pH-Wertes in den sauren Bereich verhindert werden. Durch das gepufferte H+ wird es möglich, weitere Wiederholungen zu erzwingen, wodurch man schwerere Gewichte mit einer höheren Anzahl von Wiederholungen bewegen oder generell das Leistungsniveau länger aufrecht erhalten kann.

Eigentlich könnte man direkt größere Menge Carnosin von außen zuführen, es wird leider nur schlecht resorbiert und nach der Verdauung bleibt nur ein Bruchteil intakt. Den einzigen Wert für die Muskulatur hat das bei der Hydrolyse entstehende Beta Alanin, da aus diesem in der Muskulatur wieder Carnosin hergestellt werden kann. Aus diesem Grund macht es sehr viel mehr Sinn, Beta-Alanin einzunehmen.

Es gibt diverse Studien, die die Wirkungsweise von Beta-Alanin belegen sollen. So soll bei trainierten und untrainierten Personen durch die Supplementierung von Beta-Alanin die Maximalkraftleistung verbessert worden sein. Außerdem soll es zu einer Reduktion des Körperfetts führen. An positiven Erfahrungsberichten zu dieser Wirkung mangelt es aber leider bis dato und auch Supplementhersteller setzen inzwischen beinahe ausnahmslos auf eine kombinierte Gabe von Beta-Alanin mit Kreatin, welches die genannten Effekte eindeutig erzeugt.

Anders sieht es bei Kraftausdauer- und Ausdauerbelastungen aus. Hier stellten sich signifikante Verbesserungen ein. Daher empfiehlt HBN eine Ergänzung mit Beta-Alanin nur für Trainingszyklen mit längeren Belastungszeiten und hohem Trainingsvolumen.

Einnahmeempfehlung: 0.04 g/kg Körpergewicht, eine 100 kg schwere Person nimmt z. B. 4 g ein. Die Einnahme erfolgt ca. 15–30 Min. vor dem Training.

Kreatin

Kreatin ist wohl das bekannteste und populärste Nahrungsergänzungsmittel auf dem Markt. Es wird in diversen Darreichungsformen angeboten.

Kreatin ist ein Bestandteil der normalen, abwechslungsreichen Ernährung des Menschen. Vor allem in Fleisch und Fisch ist Kreatin in Mengen von etwa 2 bis 7 Gramm pro kg Nahrung enthalten. Kreatin wird darüber hinaus auch im menschlichen Körper in Mengen von 1 bis 2 Gramm pro Tag von der Leber, den Nieren und der Bauchspeicheldrüse gebildet und überwiegend in der Skelettmuskulatur gespeichert, d. h., etwa die Hälfte der täglich benötigten Menge an Kreatin (für Erwachsene ca. 1,5 bis 2 g pro Tag) wird im Körper selber, vorwiegend in der Leber, aus Guanidinoacetat hergestellt.

Vor allem für die Muskelkontraktion, aber auch für Hirn- und Nervenfunktion wird Kreatin in Form von Kreatinphosphat benötigt. Kreatinphosphat stellt die Phosphorylgruppe zur Verfügung, die zur Rückwandlung des bei der Kontraktion entstandenen Adenosindiphosphat (ADP) in Adenosintriphosphat

(ATP) genutzt wird. In ruhenden Zellen treten rund 60 % des Kreatins als Kreatinphosphat (Energieträger) und 40 % als freies Kreatin (Energievorstufe) auf. Die Menge des im menschlichen Körper gespeicherten Kreatins beträgt bei einer erwachsenen Person 120 bis 150 g. Rund 1,5–2 % des gesamten Kreatins werden pro Tag als Kreatinin über die Nieren mit dem Urin ausgeschieden. Der Organismus benötigt ungefähr 2–4 g Kreatin täglich, wovon etwa die Hälfte aus frischem Fisch und Frischfleisch bezogen wird. Dies trifft nicht für Wurstwaren zu, wo das Kreatin durch Prozessieren und Lagerung mehrheitlich zu Kreatinin abgebaut worden ist; z. B. gehen beim Pökeln und Trocknen eines Schinkens während der ersten 10 Monate (Rohschinken) rund 3/4 des Kreatins verloren. Vegetarier und ältere Personen, die kein bzw. wenig Fleisch essen, können geringe Mengen von Kreatin durch Milchprodukte aufnehmen, weisen aber in den Skelettmuskeln, dem Herzmuskel und im Gehirn in vielen Fällen einen signifikant niedrigeren Kreatingehalt auf. Pflanzliche Nahrung enthält kein Kreatin. Kreatin ist für die normale Entwicklung des menschlichen Körpers und eine optimale Funktion der Körperorgane (Muskeln, Gehirn, Nerven, Seh- und Hörvorgang sowie Fortpflanzung) notwendig.

Gerade für Vegetarier, ältere Menschen oder eben Sportler ist eine Supplementierung von Kreatin besonders auch im Hinblick auf eine Leistungsverbesserung sinnvoll. Die Wirkung von Creatin ist vielfach in Studien belegt.

Wirksam ist Kreatin-Supplementierung für die Erhöhung der Kurzzeitleistung und Zunahme der Maximalkraft der Muskulatur, besonders bei sich schnell wiederholenden Muskelleistungen. Kreatin ist nicht nur gut für verbesserte Schnellkraft und Ausdauerleistung, sondern ermöglicht eine schnellere Erholung nach intensiver körperlicher Belastung. Dadurch kann auch das Trainingsvolumen gesteigert werden.

Eine 2006 verfasste Studie zeigte, dass Kreatin-Supplementierung in Kombination mit Krafttraining eine trainingsinduzierte Mehrbildung an Satellitenzellen und Myonulei (Fasern) auslösen kann. Daraus resultiert ein erhöhtes Muskelfaserwachstum. Dieses Wachstum der Muskelfasern, und zwar nicht nur der glykolytischen, schnellen Typ-II-Fasern, sondern auch der oxidativen, langsamen Typ-I-Fasern, ist begleitet von einer deutlichen Zunahme der Muskelkraft, die sowohl die Sprint- wie auch die Ausdauerfasern betrifft.

Neusten Studien zufolge soll Kreatin auch zur Hemmung von Myostatin beitragen. Myostatin ist ein Protein (Eiweiß), das im menschlichen oder tierischen Körper gebildet wird. Es hemmt das Muskelwachstum, sodass die Muskeln nicht unkontrolliert wachsen.

So wurde nachgewiesen, dass Kreatin GASP-1 erhöht. GASP-1 neutralisiert Myostatin. Es gibt sogar ein Patent, welches beschreibt, dass synthetisches GASP-1 Muskelwachstum bewirken kann. Die GASP-1 Produktion erhöht sich durch Krafttraining und steigt bei der zusätzlichen Einnahme von Kreatin noch weiter an.

Kreatin Monohydrat kam vor ca. 20 Jahren auf dem Markt und gilt bis heute als Mittel der Wahl. Im Laufe der Zeit kamen immer neue Produkte auf den Markt, die jeweils mit einer anderen Trägersubstanz verbunden wurden, welche zum Ziel hatten, die Resorption zu verbessern. Für die meisten Personen empfiehlt sich die Einnahme von Kreatin Monohydrat. Es gibt allerdings Personen, die keine Reaktion bei der Aufnahme von Kreatin Monohydrat zeigen (Non-Responder) und daher auf ein anderes Produkt ausweichen sollten. Kreatin Ethylester, Kreatin Alkalyn und Kreatin AKG stellen hier gute Möglichkeiten dar.

Beim alkalynen Kreatin schützt ein spezieller Säurepuffer das Kreatin vor der Umwandlung zu wirkungslosem Kreatinin durch die Magensäure.

Kreatin-AKG ist eine Veresterung von Kreatin mit Alpha-Ketoglutarat. Es ist genauso stabil wie alkalynes Kreatin, wird

170

besser resorbiert und bietet so die höchste Bioverfügbarkeit aller auf dem Markt befindlicher Kreatin-Formen.

Einige Personen berichten von subkutanen Wassereinlagerungen bei der Einnahme von Kreatin, insbesondere bei Kreatin Mono-hydrat. Dies wird aber höchstwahrscheinlich auf eine gewisse Unverträglichkeit während des Verdauungsvorgangs zurück-zuführen sein.

Einnahmeempfehlung Kreatin Monohydrat: 0.06 g/kg Körper-gewicht, eine 100 kg schwere Person nimmt z. B. 6 g ein. Die Einnahme erfolgt zur Hälfte ca. 30 Min. vor dem Training und zur Hälfte nach dem Training.

Für andere Formen von Kreatin bestehen andere Einnahme-empfehlungen.

Carnitin

L-Carnitin ist eine natürlich vorkommende Verbindung, die aus den Aminosäuren Lysin und Methionin hergestellt wird. Es spielt eine essenzielle Rolle im Energiestoffwechsel tierischer und pflanzlicher Zellen. L-Carnitin fungiert als Rezeptor-molekül für aktivierte Fettsäuren im Zytosol (flüssige Be-standteile des Zytoplasmas) und in Zellorganellen wie den Mitochondrien. Es übt diese Funktion im Wechselspiel mit Coenzym A aus.

Carnitin spielt im Stoffwechsel eine zentrale Rolle. Nur an L-Carnitin gebundene, langkettige Fettsäuren können durch die Mitochondrienmembranen transportiert werden, da diese sonst dafür undurchlässig sind.

Der von Carnitin abhängige Fettsäurentransport erfolgt bereits bei physiologischer (also ohne Zufuhr von zusätzlichem Carnitin)

Carnitinkonzentration mit maximaler Geschwindigkeit. Allerdings führt eine muskuläre Belastung durch die freigesetzten Sauerstoffradikale zu einem erhöhten Stoffwechsel, welcher eine zusätzliche Gabe von Carnitin sinnvoll machen kann.

Die tägliche Einnahme von L-Carnitin vor intensiven Belastungen führte bei gesunden Freizeitsportlern zu einer deutlich niedrigeren Produktion von freien Radikalen, weniger Muskelkater und weniger Muskelschäden nach dem Training und kann so indirekt eine Leistungsverbesserung herbeiführen. Auch Effekte hinsichtlich eines reduzierten Muskelverlustes und einer beschleunigten Regeneration nach dem Training konnten mit der Verabreichung von 3g Carnitin beobachtet werden. Dennoch muss man an dieser Stelle erwähnen, dass bei moderater bis hoher Zufuhr von tierischen Proteinträgern eine zusätzliche Gabe von Carnitin wahrscheinlich zu keiner der beschriebenen Effekte führen wird. Letztlich entscheidet also die Basis-Ernährung über die Sinnhaftigkeit einer Carnitin-Supplementierung bei sportlich aktiven Menschen.

Einnahmeempfehlung: 0.04 g/kg Körpergewicht, eine 100 kg schwere Person nimmt z. B. 4 g ein. Die Einnahme erfolgt zur Hälfte ca. 30 Min. vor dem Training und zur Hälfte morgens.

GPLC

Bei GPLC (Glycin Propionyl L-Carnitin Hydrochlorid) wurde dem L-Carnitin eine zusätzliche Glycin-Komponente eingebaut und mit dem Propionyl-Ester verestert.

In zwei unterschiedlichen Studien wurde gezeigt, dass GPLC eine Erhöhung des Nitrat/Nitrit-Levels im Blut bewirkt. Es führt also zu erhöhter Stickstoffbildung im Blutplasma.

Darüber hinaus soll GPLC zu einer zeitlichen Verzögerung bei der Anhäufung von Laktat führen. Dies wiederum bedeutet eine verzögerte Ermüdung der schnellen Muskelfasern unter mechanischer Belastung.

Die Studienlage zu GPLC ist etwas dünn gesät, allerdings sind die Erfahrungswerte mehrheitlich positiv, sodass die Einnahme dieser Substanz durchaus empfohlen werden kann.

Einnahmeempfehlung: 0.05 g/kg Körpergewicht, eine 100 kg schwere Person nimmt z. B. 5 g ein. Die Einnahme erfolgt ca. 30 Min. vor dem Training.

Stimulanzien

Als Stimulanzien, auch Psychostimulanzien, Psychotonika oder Psychoanaleptika, werden Substanzen bezeichnet, die anregend auf den Organismus wirken. Die Weltgesundheitsorganisation WHO definiert Stimulanzien als Substanzen, die die Aktivität der Nerven erhöhen, beschleunigen oder verbessern.

Stimulanzien werden in unterschiedliche Klassen eingeteilt. Uns interessieren aber nur Koffein, das in die Klasse der Xanthine fällt, und Synephrin, das sich in keine Klasse so recht einteilen lässt bzw. als Phenylethylamin-Derivat durchgeht. Alle anderen Stimulanzien fallen fast ausnahmslos unter das Anti-Doping-Gesetz und können zu gesundheitlichen Problemen führen.

Koffein

Koffein ist ein Alkaloid aus der Stoffgruppe der Xanthine und ist der anregend wirkende Bestandteil von Genussmitteln wie Kaffee, Tee, Cola, Mate, Guarana, Energydrinks und (in geringeren Mengen) von Kakao. In reiner Form tritt es als weißes, geruchloses, kristallines Pulver mit bitterem Geschmack auf.

Die Wirkungen des Koffeins sind:
- Anregung des Zentralnervensystems
- Erhöhung der Kontraktionskraft des Herzens
- Steigerung der Herzfrequenz (Pulssteigerung)
- Bronchialerweiterung (Bronchodilatation)
- schwach harntreibende (diuretische) Wirkung (nicht merklich)
- Anregung der Peristaltik des Darmes
- Förderung der Glykogenolyse und Lipolyse

Auf Gefäße im Gehirn wirkt Koffein zudem verengend, auf solche in der Peripherie erweiternd. Eine geringfügige Erhöhung des Blutdrucks wird beschrieben.

Die Wirkung des Koffeins begründet sich auf zellulärer Ebene wie folgt:
Im Wachzustand tauschen Nervenzellen Botenstoffe aus und verbrauchen Energie. Dabei entsteht Adenosin als Nebenprodukt. Eine der Aufgaben des Adenosins besteht darin, das Gehirn vor „Überanstrengung" zu schützen. Es setzt sich an bestimmte Rezeptoren auf den Nervenbahnen (die Adenosinrezeptoren vom Subtyp A2a). Ist Adenosin gebunden, ist das ein Signal für die Zelle, etwas weniger zu arbeiten. Das ist ein Rückkopplungseffekt: Je aktiver die Nervenzellen sind, desto mehr Adenosin wird gebildet und desto mehr Rezeptoren werden besetzt. Die Nervenzellen arbeiten langsamer und das Gehirn ist vor „Überanstrengung" geschützt. Das Koffein ist dem Adenosin in seiner chemischen Struktur ähnlich und besetzt dieselben Rezeptoren, aktiviert sie jedoch nicht. Adenosin kann nicht mehr andocken und die Nervenbahnen bekommen kein Signal – deshalb arbeiten sie auch bei steigender Adenosinkonzentration weiter. Die Adenosinrezeptoren werden kompetitiv durch Koffein gehemmt.

Interessant ist, dass Koffein in höheren Dosen den enzymatischen Abbau von cAMP (cyclischem Adenosin-3',5'-monophosphat) verhindert. cAMP dient als Effektor für eine Aktivierung der Glykogenolyse. Damit kann das gespeicherte Glykogen für die Deckung des Energieverbrauchs verwendet werden.

Koffein sollte mit Bedacht eingesetzt werden, da ein übermäßiger Einsatz zu stark erhöhten Cortisolspiegeln führt. Abends kann die Einnahme höherer Mengen Koffein Schlafstörungen herbeiführen.

Die Vorteile von Koffein in einer kalorienreduzierten Diät sind allerdings nicht von der Hand zu weisen. Durch die Wirkung auf die Katecholamine steigt der Fokus im Training stark an.

Guarana

Nicht unerwähnt soll Guarana bleiben. Guarana ist eine aus dem Amazonasbecken stammende Lianenart, die zu den Seifenbaumgewächsen (Sapindaceae) gehört. Sie enthält ebenso wie Kaffee Koffein. Da das Koffein aber, anders als bei Kaffee, an Gerbstoffe gebunden ist, wird es langsamer und gleichmäßiger freigesetzt. Die Wirkung hält 4–6 Stunden an.

Guarana eignet sich als PRE-Workout-Stimulanz weniger als Koffein in Kaffee oder isoliertes Koffein. Aus der längeren Wirkung resultiert eine verminderte Glut-4-Translokation nach dem Training.

Einnahmeempfehlung: 3 mg/kg Körpergewicht, eine 100 kg schwere Person nimmt z. B. 300 mg ein. Die Einnahme erfolgt ca. 30 Min. vor dem Training.

Wichtig zu erwähnen ist letztlich noch der bei Koffein eintretende Gewöhnungseffekt, der besonders bei den regelmäßigen Kaffeetrinkern bzw. sonstigen Koffein-Konsumenten zum Tragen kommt. Die beschriebenen Einnahmeempfehlungen müssen in diesen Fällen möglicherweise nochmals korrigiert werden.

Synephrin

Synephrin ist ein Alkaloid, das in der Bitterorange vorkommt. Als Phenylethylamin-Derivat ist es chemisch und pharmakologisch mit dem Ephedrin verwandt. Synephrin ist ein Sympathomimetikum und vom Wirkmechanismus her ein a1-Adrenozeptor-Agonist.

Synephrin stimuliert das zentrale Nervensystem auf angenehme Weise. Atmung und Herzfrequenz werden leicht erhöht, der Stoffwechsel wird beschleunigt und der Fokus steigt.

Die Anwendung von Synephrin sollte mit Vorsicht angegangen werden und nur bei einer kalorienreduzierten Diät während kurzer Zeit erfolgen.

Einnahmeempfehlung: 0.2 mg/kg Körpergewicht, eine 100 kg schwere Person nimmt z. B. 20 mg ein. Die Einnahme erfolgt ca. 30 Min. vor dem Training.

Da es sich hierbei um einen pflanzlichen Extrakt handelt, muss darauf geachtet werden, dass er standardisiert ist, meist 3–6 %. Das hieße dann bei 20 mg Tagesdosis 200–600 mg standardisierter Citrus Aurantium Extrakt.

Testosteron-Booster

Auf dem Markt befinden sich diverse Substanzen, die hier zusammengefasst als „Testosteron-Booster" behandelt werden.

Die bekanntesten Vertreter dieser Gattung sind Tribulus Terrestris und Fenugreek (Bockshornklee). Sie enthalten sogenannte Steroidal Saponine. Es handelt sich dabei um die beiden Substanzen Diosgenin und Protodioscin. Im Tribulus Terrestris ist im Gegensatz zu Fenugreek weniger vom direkten Präkusor (Vorläufer) Diosgenin enthalten.

Vieles deutet darauf hin, dass Fenugreek aufgrund des höheren Gehalts an dem direkten Testosteron-Vorläufer Diosgenin und des enthaltenen, Insulin modulierenden 4-Hydroxy Isoleucin (in Tribulus Terrestris nicht enthalten) sowie aufgrund der Vorfermentierung in der Wirkung potenter wirkt als Tribulus Terrestris.

Es existieren widersprüchliche Studien zur Wirksamkeit von Tribulus Terrestris und Fenugreek. In einer bulgarischen Studie wurden sehr gute Ergebnisse durch Tribulus Terrestris (41 % mehr freies Testosteron in 5 Tagen) ausgemacht. Diverse andere Studien zeigen keine nennenswerten Effekte auf den Testosteronspiegel durch Tribulus Terrestris und Fenugreek. Einzig der Insulin modulierende Effekt von Fenugreek (4-Hydroxy Isoleucin) scheint sicher einzutreten.

Letztlich zeigen auch Erfahrungswerte keinen signifikanten Effekt dieser Substanzen. Ausnahmen bestehen möglicherweise bei einer endogen reduzierten Testosteronproduktion, wie sie altersbedingt oder aus sonstigen Gründen auch in jungen Jahren eintreten kann. Wenn überhaupt, sollte man Testosteron-Boostern in der Generation OVER-40 eine Chance geben.

HMB

Etwa 5 Prozent des über die Nahrung aufgenommenen Leucins wird zu HMB verstoffwechselt.

Die Ergebnisse der wissenschaftlichen Untersuchungen über die Effekte von HMB bezüglich der Zunahme an Muskelmasse sind jedoch sehr widersprüchlich. Eine Reihe von Studien zeigt positive Effekte. Allerdings handelt es sich dabei meist um Tierstudien. Andere Studien wiederum kamen zum Ergebnis, dass HMB wirkungslos ist. Weitgehend unbestritten ist mittlerweile der Erkenntnisstand, dass HMB – im Vergleich zu Placebos – bei austrainierten Athleten keine Wirkung zeigt. Weder bei der aeroben noch bei der anaeroben Leistung war eine Leistungssteigerung durch die Einnahme von HMB messbar.

Dagegen scheint die Gabe von HMB bei Patienten mit Muskel-schwund, beispielsweise in Folge einer AIDS- oder Krebs-Er-krankung (Tumorkachexie), mit hoher Wahrscheinlichkeit positive Effekte zu vermitteln.

HBN spricht sich nicht für die Einnahme von HMB aus.

Die optimale PRE-Workout-Kombination nach HBN

Wir haben auf den letzten Seiten diverse Supplemente zur Leistungssteigerung kennengelernt. Nun gilt es, die individuell richtige Kombination zu finden. Wir unterscheiden auch hier-bei Zielsetzungen und Belastungsvarianten.

Anaerobes Training zum Muskelaufbau und zur Leistungssteigerung
Anaerobes Training zur Körperfettreduzierung und zum Muskelerhalt

Für diese Zielsetzungen macht der Einsatz folgender Substanzen Sinn:
- BCAA
- Kreatin
- Arginin AKG, Citrullin
- Nitrat

Optional:
- L-Ornithin/OKG
- Glutamin
- GPLC
- Testo-Booster
- Elektrolyte

Der Einsatz von Beta-Alanin kann in Erwägung gezogen werden, sofern die Belastungszeit (TUT – Time under Tension) innerhalb eines Satzes 90 Sek. übersteigt. Die Energiebereit-stellung findet dann aber nicht mehr ausschließlich anaerob statt.

Stimulanzien können eingesetzt werden. Der Umgang damit sollte aber sparsam erfolgen und vor allem auf Zeiten hypokalorischer Ernährung beschränkt sein. Gerade der Einsatz von Koffein ist bei Disziplinen wie Triathlon in Sachen Fokus, Durchhaltever-mögen, aber auch aufgrund seines leicht glykogen-sparenden Effekts ein wichtiger Helfer, dessen Wirkung man im Rahmen von HBN auch für aerobe Sportarten nicht auslassen sollte.

Aerobes Training zur Leistungssteigerung

Für die Zielsetzung aerobe Leistungssteigerung macht der Ein-satz von folgenden Substanzen Sinn:
- BCAA
- Arginin AKG, Citrullin
- Beta-Alanin
- Glutamin

Optional:
- L-Ornithin/OKG
- Carnitin
- Nitrat
- Elektrolyte

Der Einsatz von Stimulanzien macht wie oben dargestellt auch hier durchaus Sinn.

Intervalltraining
Aerobes Training zur Körperfettreduzierung
und zum Muskelerhalt

Für die Zielsetzung Aerob-Fettverbrennung empfiehlt sich der
Einsatz von folgenden Substanzen:
- BCAA
- L-Carnitin
- Glutamin
- Tyrosin
- Taurin

Optional:
- Stimulanzien
- Nitrat
- Arginin AKG, Citrullin
- L-Ornithin/OKG
- Elektrolyte

Der Einsatz von Stimulanzien macht hier Sinn, da sie für eine
optimale Bereitstellung freier Fettsäuren sorgen können.

Einsatz von Nahrungsergänzungen POST-Workout (PWO)

Analog der Supplementierung Pre-Workout lassen sich auch POST-Workout einige Substanzen mit leistungssteigerndem Potential benennen, die nicht unter das Anti-Dopinggesetz fallen.

Kreatin

Kreatin wurde bereits eingehend im Kapitel PRE-Workout beschrieben. Wie daraus hervorgeht, empfiehlt sich die Hälfte der Kreatin-Einnahme PRE-Workout, die andere Hälfte POST-Workout vorzunehmen.

Einnahmeempfehlung Kreatin Monohydrat: 0.06 g/kg Körpergewicht, eine 100 kg schwere Person nimmt z. B. 6 g ein. Die Einnahme erfolgt zur Hälfte ca. 30 Min. vor dem Training und zur Hälfte nach dem Training.

Für andere Kreatinformen gelten andere Einnahmeempfehlungen.

Elektrolyte

Als Elektrolyte bezeichnet man die Mineralien Natrium, Chlorid, Kalium, Kalzium, Phosphor und Magnesium.

Wie im Kapitel Mikronährstoffversorgung nach HBN bereits beschrieben, ist eine ausreichende Versorgung mit Mineralien zur Aufrechterhaltung der Körperfunktionen notwendig. Ein Ungleichgewicht oder Mangel bei Elektrolyten kann zu Ausfallerscheinungen (z. B. Krämpfen) führen.

Durch den erhöhten Stoffwechsel und Flüssigkeitsverlust durch das Training kann eine Supplementierung mit Elektrolyten notwendig werden.

Ausdauersportarten

Besondere Bedeutung haben Elektrolyte im Ausdauersport, weil hier die Verluste am größten ausfallen. Elektrolyte müssen hier vorbeugend vor einem langen Training bzw. Wettkampf, während dessen und auch danach zur Regeneration zusammen mit ausreichend Flüssigkeit aufgenommen werden. Die benötigte Menge richtet sich nach der Person, der Dauer der Einheit sowie den Außentemperaturen und kann von daher nicht allgemein gültig beschrieben werden.

Kraftsportarten und kurze Cardioeinheiten bis 60 Minuten

Auch im Kraftsport besteht ein gewisser Mehrbedarf an Elektrolyten, wenngleich er auch nicht derart hoch ausfällt wie im Ausdauersport. Hier kann man von relativ gleichen Bedingungen in meist klimatisierten Studios ausgehen und von daher folgende Empfehlung als POST-Workout-Nutrition etwa 60–90 Minuten nach dem Training ansetzen.

Natrium
Einnahmeempfehlung: 4 mg/kg Körpergewicht, eine 100 kg schwere Person nimmt z. B. 400 mg ein.

Chlorid
Einnahmeempfehlung: 5 mg/kg Körpergewicht, eine 100 kg schwere Person nimmt z. B. 500 mg ein.

Kalium
Einnahmeempfehlung: 2.5 mg/kg Körpergewicht, eine 100 kg schwere Person nimmt z. B. 250 mg ein.

Kalzium
Einnahmeempfehlung: 2 mg/kg Körpergewicht, eine 100 kg
schwere Person nimmt z. B. 200 mg ein.

Phosphor
Einnahmeempfehlung: 2 mg/kg Körpergewicht, eine 100 kg
schwere Person nimmt z. B. 200 mg ein.

Magnesium
Einnahmeempfehlung: 1 mg/kg Körpergewicht, eine 100 kg
schwere Person nimmt z. B. 100 mg ein.

Anmerkung
*Viele dieser Substanzen werden sicher im Rahmen des POST-Workout-
Shakes und der POST-Workout-Nutrition automatisch aufgenommen.
Eine separate Supplementierung kann im Rahmen einer guten Er-
nährungsplanung abgewogen werden, die auch andere Funktionen wie
beispielsweise den Ausgleich des Säure-Basenhaushalts mit berücksichtigt.*

Vitamine, Spurenelemente und weitere Mineralien

Die Einnahme höherer Mengen stark antioxidativer Vitamine sollte
POST-Workout zunächst vermieden werden, um Adaptionseffeke
zu ermöglichen, die aus einem vermehrten Auftreten an metabolischem Stress resultieren. Metabolischer Stress ist gleichbedeutend mit einem vermehrtem Aufkommen freier Radikale,
unter deren Einfluss es zu Adaptionen in Sachen Leistung und
Muskelaufbau kommt.

Auch diverse Mineralien (Zink) und Spurenelemente (Kupfer,
Mangan, Selen) wirken antioxidativ. Daher gilt es auch die Aufnahme dieser Substanzen direkt POST-Workout zu begrenzen.

Eine Ausnahmestellung besitzt hier die Gruppe der B-Vitamine.
Die Einnahme eines Vitamin-B-Komplexes POST-Workout ist
als sinnvoll anzusehen, da dieser die Aufnahme von Proteinen

(insbesondere Vitamin B6) unterstützt. Eine leicht antioxidative Wirkung von Vitamin B1 und B6 ist zwar bekannt, wird hier jedoch nicht signifikant das Aufkommen freier Radikale beeinflussen, sofern eine lediglich moderate Menge aufgenommen wird.

Vitamin B1 (Thiamin)
Einnahmeempfehlung: 0.03 mg/kg Körpergewicht, eine 100 kg schwere Person nimmt z. B 3 mg ein.

Vitamin B2 (Riboflavin)
Einnahmeempfehlung: 0.04 mg/kg Körpergewicht, eine 100 kg schwere Person nimmt z. B. 4 mg ein.

Vitamin B3 (Pantothensäure)
Einnahmeempfehlung: 0.18 mg/kg Körpergewicht, eine 100 kg schwere Person nimmt z. B. 18 mg ein.

Vitamin B6 (Pyridoxin)
Einnahmeempfehlung: 0.04 mg/kg Körpergewicht, eine 100 kg schwere Person nimmt z. B. 4 mg ein.

Vitamin B7 (Biotin)
Einnahmeempfehlung: 1.5 mcg/kg Körpergewicht, eine 100 kg schwere Person nimmt z. B. 150 mcg ein.

Vitamin B9 (Folsäure)
Einnahmeempfehlung: 6 mcg/kg Körpergewicht, eine 100 kg schwere Person nimmt z. B. 600 mcg ein.

Vitamin B12
Einnahmeempfehlung: 75 mcg/kg Körpergewicht, eine 100 kg schwere Person nimmt z. B. 7.5 mg ein.

Wichtig:
Um die volle Wirkung bei B-Vitaminen zu entfalten, sollten diese immer als Komplex aufgenommen werden.

Aminosäuren

POST-Workout empfiehlt HBN die Einnahme von Leucin, um die Insulinausschüttung, ausgelöst durch hochglykämische Kohlenhydrate noch einmal stark zu erhöhen. Um einen synergetischen Effekt zu erzielen, kann Leucin in Form eines BCAA-Supplements zusammmen mit Isoleucin und Valin eingenommen werden.

Einnahmeempfehlung: 0.1 g/kg Körpergewicht, eine 100 kg schwere Person nimmt z. B. 10 g ein. Das Verhältnis sollte 2:1:1 (Leucin–Isoleucin–Valin) betragen. Die Einnahme findet direkt nach dem Training statt.

Insulinogene und Insulin-sensibilisierende Substanzen

Wie bereits im Verlauf dieses Buches erwähnt, führt intensives Kraft- und Ausdauertraining zu einer verstärkten Insulinsensibilisierung (GLUT4-Translokation), also einer besseren Aufnahme von Glukose. Einfach gesagt: Je höher die Insulinsensibilisierung der Muskelinsulinrezeptoren, desto mehr Kohlenhydrate werden im Muskel (Glykogen-Speicher) gespeichert und desto kleiner ist das Risiko einer Umwandlung zu Depotfett. Eine höhere Glukose-Aufnahmefähigkeit der Muskeln bedeutet im Endeffekt eine schnellere Regeneration und mehr Leistung.

Das Gegenteil der Insulinsensibilität ist die Insulinresistenz. Jener verhängnisvolle Zustand also, in welchem sich die Muskelzellen der Diabetes Typ 2 (mellitus) Patienten befinden. Wenn sich durch eine Ernährungsumstellung keine Verbesserung der Insulinsensibilität erreichen lässt, müssen die meisten Diabetes-2-Patienten zu Metformin greifen.

Die nun folgenden Substanzen können eine merkliche Verbesserung der Insulinsensibilität herbeiführen. Leider fehlen bis dato hierzu noch die Ergebnisse groß angelegter Studien,

weshalb man sich auf Querverweise und vor allem Erfahrungs-
berichte stützen muss.

In HBN wollen wir nicht nur von der durch intensives anaerobes und/oder aerobes Training gesteigerten Insulinsensibilität
profitieren, sondern diese durch die nun genannten Pflanzenaus-
züge weiter steigern, weshalb wir uns hier sicher (wohl wissend)
auf etwas relativ neues, relativ unerforschtes Gebiet begeben.

Charantin und Polypeptide P
(Bittermelonen-Extrakt)

Charantin
Die Bittermelone ist eine tropische Pflanzenart aus der Familie
der Kürbisgewächse. Die Gemüsefrüchte der Bittermelone sind
ein seit Jahrhunderten in vielen Ländern und besonders im
asiatischen Raum beliebtes Lebens- und Heilmittel. Die An-
baugebiete sind Afrika, Asien, Südamerika und die Karibik.
Sie enthält diverse Wirkstoffe, wobei Charantin und Polypeptide P die für uns interessanten sind. Charantin besteht
aus den beiden steroidalen Saponinen Beta-Sitosterol-Beta-
D-Glucoside und 5,25 Stigmadien-3-Beta-Ol Glycoside, in
einem Verhältnis von 1:1.

Die besondere Eigenschaft von Charantin ist, den Blutzucker
durch eine Erhöhung der Insulinsensibilität zu senken. Es wirkt
als Insulin-Mimetikum und hemmt das Phosphotyrosin-spezi-
fische Protein Glykogen Synthase Kinase-3β (GSK-3β). Dadurch
bleibt der Insulinrezeptor in einem aktivierten Zustand.

Polypeptid P
Polypeptide P hemmen teilweise die beiden Enzyme Glukose-
6-Phosphatase und Fructose-1,6-Bisphosphatase, was zu
einer verminderten (hepatischen) Gluconeogenese führt. Als
Gluconeogenese bezeichnet man die Neusynthese von Glukose
aus Nicht-Kohlenhydratvorstufen wie Pyruvat oder aber eben

auch aus glukogenen Aminosäuren. Letzteres wollen wir möglichst vermeiden bzw. gering halten, da dies Muskelabbau zur Folge haben kann. Hierzu kann Polypeptid P einen spürbaren Beitrag leisten.

Bezüglich der Dosierung gibt es unklare Angaben. So gibt es Studien mit 50 mg/kg, bei denen ein Insulin-sensibilisierender Effekt nachgewiesen wurde. Erfahrungswerte zeigen aber, dass eine geringere Dosierung den gleichen Effekt hat. Wird Charantin in Kombination mit den anderen hier aufgeführten Substanzen eingenommen, reicht eine deutlich niedrigere Dosierung, da von einer starken synergistischen Wirkung auszugehen ist.

Anmerkung:
Bei der Kombination diverser Substanzen mit gleicher Wirkung kann eine geringere Dosierung gewählt werden, da eine maximale Dosierung keine bessere Wirkung hervorbringt. Eine kombinierte Einnahme führt zu einer synergistischen Wirkung, die allerdings auch durch das Aufkommen der Enzyme beschränkt ist. Das gilt auch für alle anderen Kombinationspräparate (wie NO-Expander). In den meisten Fällen führt aber eine Zufuhr von Substanzen in Kombination in niedrigerer Dosierung zu einer stärkeren Wirkung als die Zufuhr einer maximalen Menge einer Monosubstanz.

Unter diesem Gesichtspunkt sieht die Einnahmeempfehlung zu Charantin wie folgt aus:
Als Monosubstanz eingenommen gilt eine Einnahmeempfehlung von 1 mg/kg Körpergewicht, eine 100 kg schwere Person nimmt also 100 mg ein.

In Kombination eingenommen kann die Einnahmemenge halbiert oder gedrittelt werden.

4-Hydroxy-Isoleucin (Fenugreek-Extrakt)

Fenugreek (Bockshornklee) gehört zur Familie der Hülsenfrüchtler.

Der Extrakt aus Fenugreek-Samen bewirkt eine Verbesserung der Insulinsensibilität durch ein erhöhtes Aufkommen von GLUT-4-Transportproteinen. Es gibt diverse Studien, die diese Eigenschaft bestätigen. Eine interessante Studie zur Glykogen-Resynthese zeigte allerdings keine Veränderung durch die Einnahme von 4-Hydroxy-Isoleucin. Es schließt damit aber nicht die Möglichkeit aus, durch die in anderen Studien nachgewiesene gesteigerte GLUT-4-Translokation die Chance einer erhöhten Speicherung der aufgenommenen Glukose im Muskelglykogen anstelle einer Umwandlung in Depotfett zu erzielen.

In Kombination eingenommen, kann es die Insulin-sensibilisierende Wirkung der anderen Substanzen verstärken.

Einnahmeempfehlung: 2 mg/kg Körpergewicht, eine 100 kg schwere Person nimmt z. B. 200 mg ein.

Methyl-Hydroxy-Chalcone Polymer – MHCP (Zimt-Extrakt)

MHCP wird aus Zimt gewonnen und zu einem Extrakt verarbeitet. MHCP erzeugt starke insulinotrope und Insulin-sensibilisierende Effekte. Es wirkt als Insulin-Mimetikum und hemmt die Phosphotyrosin-spezifischen Proteine Glykogen Synthase Kinase-3β (GSK-3β) und Phosphatase (PTP-I).

Man vermutet, genauso auch bei Charantin und Pinitol, dass durch die Einnahme von MHCP die gleichen Signalwege aktiviert werden, die auch Insulin verwendet. In der Praxis hat dies zur Folge, dass durch die Einnahme von Charantin, Pinitol und MHCP eine erhöhte Insulinausschüttung stattfindet und dadurch ein verstärkter Transport der Nährstoffe in die Muskelzellen erfolgt. Dieser Effekt tritt auch unabhängig bzw. mit einer kleinen Menge Kohlenhydraten auf. Daher kann insbesondere in einer kohlenhydratreduzierten Diät mit wenig Kohlenhydraten ein starker anaboler Effekt erzielt werden. Mit der Einnahme von großen Mengen Kohlenhydraten POST-Workout profitiert man vom Insulin-sensibilisierenden Effekt, womit man größere Mengen Kohlenhydrate im Muskelglykogen speichern kann.

Auf dem Markt sind diverse Zimt-Extrakte erhältlich. Man muss darauf achten, dass man einen standardisierten Extrakt, meistens 8 oder 10 % MHCP-Gehalt, verwendet.

Einnahmeempfehlung MHCP: 1 mg/kg Körpergewicht, eine 100 kg schwere Person nimmt z. B. 100 mg ein.

Anmerkung
Die alleinige Gabe von Zimt zum POST-Workout-Shake oder der POST-Workout-Nutrition wird keinen signifikanten Effekt erzielen.

Pinitol

Pinitol kommt in vielen Gemüsesorten, Sojabohnen, Pinien und anderen Pflanzen als natürlicher Inhaltsstoff vor.
    Die Wirkungsweise ist vergleichbar mit MHCP. Sie funktioniert über die gleichen Signalwege.

Einnahmeempfehlung: 10 mg/kg Körpergewicht, eine 100 kg schwere Person nimmt z. B. 1000 mg ein.

Chrom
Chrom ist ein Spurenelement, welches eine Insulin-sensibilisierende Wirkung aufweist.

Einnahmeempfehlung: 2 mcg/kg Körpergewicht, eine 100 kg schwere Person nimmt z. B. 200 mcg ein.

HCA

HCA wird aus der tropischen Pflanze Garcinia Cambogia und Hibiscus Subdariffa gewonnen.

Es gibt widersprüchliche Studien zur Wirksamkeit bzw. Wirkungsweise von HCA. HCA hemmt kompetitiv das Ex-Tramitochondriale ATP-Citrate-Lyase Enzym und damit die Umwandlung von Kohlenhydraten in Fettsäuren. Folglich verweilen die Kohlenhydrate länger im Citratzyklus. In einer Studie wurde aber nach der Einnahme von HCA eine reduzierte GLUT-4-Konzentration festgestellt.

In höherer Dosis soll HCA sogar den Leptinspiegel senken. Da Leptin eigentlich aus den Fettzellen stammt und dem Gehirn ausreichende Energieversorgung meldet, sorgen niedrigere Leptinstände also eher für Hungergefühle.

Die aktuelle Studienlage lässt keine uneingeschränkte Empfehlung für eine Einnahme von HCA zu.

Phosphatidylserin

Aufgrund seines starken cortisolsenkenden Effekts kann Phosphatidylserin POST-Workout empfohlen werden. Im Kapitel HBN-Over 40 werden wir noch eingehend darauf zurückkommen.

Die Tagesdosis kann entweder komplett nach dem Training eingenommen oder auf zwei Gaben (morgens und POST-Workout) aufgeteilt werden.

Einnahmeempfehlung: 8 mg/kg Körpergewicht, eine 100 kg schwere Person nimmt z. B. 800 mg ein.

Die optimale POST-Workout-Kombination nach HBN

Wir haben auf den letzten Seiten diverse Supplemente kennengelernt, die POST-Workout zum Einsatz kommen. Nun gilt es, die individuell richtige Kombination zu finden. Wir unterscheiden hierbei wieder sowohl die Zielsetzung als auch die Belastungsart.

Anaerobes Training zum Muskelaufbau und zur Leistungssteigerung
Anaerobes Training zur Körperfettreduzierung und zum Muskelerhalt

Für die Zielsetzung Anaerob-Muskelaufbau macht der Einsatz von folgenden Substanzen Sinn:
- Kreatin
- Vitamin B-Komplex
- Charantin und Polypeptide P
- 4-Hydroxy-Isoleucin (Fenugreek-Extrakt)
- Methyl-Hydroxy-Chalcone Polymer – MHCP (Zimt-Extrakt)
- Pinitol
- Chrom
- Phosphatidylserin

Optional:
- BCAA oder Leucin
- Glutamin
- Elektrolyte

Aerobes Training zur Leistungssteigerung

Für die Zielsetzung aerobe Leistungssteigerung macht der Einsatz von folgenden Substanzen Sinn:
- Elektrolyte
- Vitamin B-Komplex

Im Falle des Einsatzes von Kohlenhydraten empfiehlt sich zusätzlich die Einnahme von:
- Charantin und Polypeptide P
- 4-Hydroxy-Isoleucin (Fenugreek-Extrakt)
- Methyl-Hydroxy-Chalcone Polymer – MHCP (Zimt-Extrakt)
- Pinitol
- Chrom

Optional:
- Glutamin
- Phosphatidylserin
- BCAA oder Leucin

Aerobes Training zur Körperfettreduzierung

Für die Zielsetzung Aerob-Fettverbrennung empfiehlt HBN den Einsatz folgender Substanzen:
- Elektrolyte

Optional:
- Glutamin
- Phosphatidylserin

Intervalltraining

- BCAA oder Leucin
- Phosphatidylserin
- Charantin und Polypeptide P
- 4-Hydroxy-Isoleucin (Fenugreek-Extrakt)
- Methyl-Hydroxy-Chalcone Polymer – MHCP (Zimt-Extrakt)
- Pinitol
- Chrom

Optional:
- Elektrolyte

Anmerkung

Besonders für die im Rahmen eines Intervalltrainings empfohlene kleine Aufnahmemenge an Kohlenhydraten macht der Einsatz insulinogener und Insulin-stabilisierender Substanzen Sinn, da so in gewisser Weise die Regeneration gefördert werden kann.

HBN OVER 40

Die Theorie hinter dem Altern

Bereits ab dem 30. Lebensjahr beginnt die biologische Uhr rückwärts zu laufen. Organe und Muskulatur werden schlechter durchblutet. Das bedeutet schlechteren Sauerstoff- und Nährstoff-Antransport zum einen, schlechteren Giftstoffabtransport zum anderen. Die Menge freier Radikale steigt an, die Produktion anaboler Hormone ist rückläufig. In diesem Zusammenhang aber auch aufgrund mangelnder Bewegung und falscher Ernährung schwindet die Effizienz des Stoffwechsels.

Warum das alles — Theorie der Hormone

Inzwischen werden abfallende Werte bei anabolen Hormonen nicht mehr grundlegend auf eine Funktionsabnahme sezernierender Drüsen zurückgeführt. Vielmehr werden im Alter auftretende Krankheiten und sonstige Begleiterscheinungen für derartige Prozesse verantwortlich gemacht. Sie sorgen dafür, dass bei vielen Männern Mitte 50 nur noch die Hälfte des Testosterons im Vergleich zu Mitte 20 vorhanden ist, sich das DHEA-Aufkommen auf die Hälfte reduziert und auch Wachstumshormon um etwa zwei Drittel zurückgeht.

Dieser Fakt ist wiederum der Auslöser für neue Krankheiten degenerativen Ursprungs wie Demenz, Osteoporose, aber auch solcher, die den Metabolismus betreffen, wie Diabetes oder Adipositas. Auch das Aufkommen an Melatonin, des Schlafhormons, vermindert sich mit dem Älterwerden und sorgt dafür, dass ältere Menschen weniger schlafen.

Warum das alles – Theorie der Genetik

Ein anderer Ansatz geht dahin, die Genetik prinzipiell für den Verlauf des individuellen Alterns verantwortlich zu machen. Durch Lebensgewohnheiten, Stress, Traumata etc. lässt sich diese genetische Prädisposition jedoch verändern. Das körperliche und psychische Befinden ist entscheidend.

Warum das alles – Theorie der Telomere

Sehr interessant ist auch die Theorie, dass Altern aufgrund einer Schädigung von Chromosomen stattfindet. Chromosomen beinhalten das Erbgut und haben zwei Endpunkte, genannt Telomere. Sie schützen die Chromosomen. Werden sie beschädigt oder vom Chromosom entfernt, stirbt die Zelle ab. Sport dient gewissermaßen als Stabilisator von Telomeren und kann so den Alterungsprozess positiv beeinflussen. Sport löst zudem die Aktivität eines bestimmten Enzyms aus, welches Telomere gewissermaßen reparieren kann. Adipositas, oxidative Schäden oder Depressionen hingegen verkürzen die Telomere. Was hier etwas utopisch klingt, kann tatsächlich im Reagenzglas nachgewiesen werden.

Warum das alles – Theorie freier Radikale

Die wahrscheinlichste Theorie ist die eines mit dem Altern auftretenden Überschusses an freien Radikalen. Während eine gewisse Menge an sog. oxidativem Stress notwendig ist, um Wachstumsreize und gewisse Stoffwechselfunktionen auszulösen, zerstört ein Überaufkommen alle Arten von Gewebsverbänden bzw. deren Zellen. Wenn antioxidative Systeme ein Überaufkommen nicht mehr kompensieren können, altern wir über diesen Mechanismus. Umwelteinflüsse, Lebens- und Ernährungsgewohnheiten, Schwermetalle u. v. m. beeinflussen das Aufkommen freier Radikale. Mit einer bedachten Lebensweise, der richtigen Ernährung und Bewegung kann man das Aufkommen an oxidativem Stress durchaus in Schach halten.

Was wir selbst in der Hand haben

Zivilisationskrankheiten wie Diabetes oder Adipositas treten nicht automatisch mit dem Älterwerden auf. Die Entstehung ist stark abhängig davon, wie man lebt. Gehört man zu den Menschen mit erhöhtem Langzeitzucker, Insulinresistenz oder einer zu hohen Menge viszeralem Fett, macht man sich automatisch älter, als man ist.

Überschüssiger Zucker im Blut schädigt die Gefäße, Augen und Organe und unterstützt die bereits angesprochene verschlechterte Durchblutung wichtiger Systeme. Ein Überaufkommen an viszeralem Fett ist Garant für den Anstieg sog. Entzündungsmarker bzw. das Aufkommen entzündungsfördernder Substanzen. Adipositas steht überdies in Zusammenhang mit der Entgleisung des Fettstoffwechsels, der Entstehung von Arteriosklerose und mit niedrigen Testosteronspiegeln. Diese senken das Aufkommen an Muskelmasse und damit den Grundumsatz sowie die Stabilität des passiven Bewegungssystems. Kommen dann noch Erscheinungen wie Bluthochdruck dazu, spricht man bereits vom sog. metabolischen Syndrom, dem Worst Case, was unser Stoffwechselgeschehen angeht. Ein Teufelskreis beginnt, dessen Ursprung (neben einer möglichen genetischen Prädisposition) weniger etwas mit dem biologischen Altern als vielmehr mit der Lebensweise zu tun hat, die man bis dahin pflegte.

Jetzt noch die übliche Portion Stress dazu, die in unserer stressgeplagten Gesellschaft beinahe schon üblich ist, und der Verfall im Alter ist quasi vorprogrammiert.

Was vorhin nur kurz angesprochen wurde, nämlich Muskelverlust im Alter, ist nicht nur ein metabolisches Problem, sondern etwas, das uns entscheidend unserer Lebensqualität berauben kann, indem Motorik, Beweglichkeit und Koordination eingeschränkt sind. So kann Muskelverlust mitunter Auslöser von Depressionen sein. Schwache Muskeln führen zudem besonders bei Gelenkverbänden, die muskulär geschützt sind, wie beispielsweise die Schulter, aber auch bei anderen Verbänden eher zu Arthrose.

Womit sind wir im Alter konfrontiert?

Auch wenn wir noch so vorbildlich leben, müssen wir uns bei einem guten Ernährungskonzept OVER 40 an bestimmte Gegebenheiten anpassen:

- Verminderte Bauchspeicheldrüsenfunktion
- Verminderte Resorptionsleistung des Darmes in Bezug auf Proteine, Fettsäuren und Mikronährstoffe
- Verminderte Produktion von Enzymen zur Zerlegung von Proteinen
- Rückgang der Sekretion von Magensäure und Schilddrüsenhormon
- Verminderte Bildung sonstiger Hormone, die in den Metabolismus eingreifen
- Weniger aktive Muskelmasse

Anpassungen, die mit dem Alter notwendig werden

1. Gezielter, begrenzter Einsatz von Kohlenhydraten

Im Alter sollte man äußerst sparsam mit hoch glykämischen Kohlenhydraten umgehen. Stattdessen sollte man lieber auf niedrig glykämische Quellen und ganz besonders auf Gemüse setzen. Gemüse liefert neben Kohlenhydraten in komplexer Form zudem wichtige Mikronährstoffe. Als Richtschnur im Alltag kann die Bestimmung der sog. glykämischen Last eines Lebensmittels dienen.

CHECK – HBN sieht mit Ausnahme der POST-Workout-Shakes und ggf. der POST-Workout-Nutrition oder bei einem Überaufkommen an Cortisol ausnahmelos die Aufnahme niedrig glykämischer Kohlenhydrate vor.

2. Gezielte Aufnahme von Fettsäuren

Was die Aufnahme von Fettsäuren angeht, gilt dieselbe Empfehlung, die bereits ausgesprochen wurde. Besonderes Augenmerk sollte auf die Vermeidung von Transfettsäuren gelegt werden, da sie eine Reihe von gesundheitlichen Markern negativ beeinflussen. Dieser Punkt gilt aber an dieser Stelle nicht nur bezogen auf die Generation OVER 40, sondern generell.

3. Angepasste Aufnahme bei Protein und Aminosäuren

Nimmt man im Alter ausreichend Protein zu sich, wirkt sich dies positiv auf den Energiestoffwechsel, den Gehalt an Muskelmasse, die Insulinsensibilität, das Knochenmuster und den Energiestoffwechsel aus.

Beachtet werden muss eine bei älteren Menschen abgeschwächte Wirkung auf den Proteinstoffwechsel. Diese bedarf der erhöhten Zufuhr besonders essenzieller Aminosäuren. Während gängige Empfehlungen von 2g pro Kilogramm Körpergewicht für gesunde ältere Erwachsene ausgehen, sollte eine Ernährung nach HBN generell 2,5 g Protein pro Kilogramm Körpergewicht enthalten.

In Verbindung mit Krafttraining sollte man im Alter immer mindestens 6 g essenzielle Aminosäuren vor und nach dem Training sowie eine zusätzliche Gabe Leucin einplanen, um die Muskelproteinsynthese zu fördern.

4. Angepasste Aufnahme hochglykämischer Kohlenhydrate

Die andere Änderung geht in Richtung der Zufuhr hoch glykämischer Kohlenhydrate im POST-Workout-Shake. Pro Gramm Protein sollten hier nur etwa 1,5 g Kohlenhydrate zugeführt werden (bei 20 g Protein also 30 g). Nach dem POST-Workout-Shake wird dann weiter mit komplexen Kohlenhydraten analog der Vorgabe nach HBN gearbeitet.

5. Vitamine und Antioxidantien

Da im Alter mitunter die Aufnahme von Vitaminen beeinträchtigt ist, müssen wir uns auch hier an die Gegebenheiten des Alterns anpassen. Entscheidend ist auch die zeitgleiche Aufnahme von sekundären Pflanzenstoffen und Antioxidantien.

Bei der Aufnahme von Gemüse kann ich nur nochmals den Rat geben: „Je bunter desto besser".

Die SPS in grünem Gemüse wirken antioxidativ, verhindern die Umwandlung natürlicher Östrogene in krebserregende Metaboliten und unterstützen den Giftstoffabtransport der Zellen.

Orange und Gelb stehen für antioxidativ und entzündungshemmend.

Rot steht ebenfalls für antioxidativ und entzündungshemmend. Besonders Lykopin in Tomaten hat sich als äußerst potent im Kampf gegen Prostatakrebs gezeigt.

Substanzen in weißem Gemüse wirken antibakteriell und antiviral und dämpfen entzündliche Vorgänge. Sie unterstützen zudem bestimmte Abwehrzellen des Immunsystems bei ihrer Tätigkeit.

HBN empfiehlt die gleichzeitige Aufnahme von SPS in Verbindung mit einem Multi-Vitaminsupplement. Im besten Falle enthält ihr Präparat neben einer guten Vitaminmischung bereits besagte SPS.

Zusätzlich zu den genannten Ausführungen gilt es, an dieser Stelle hervorzuheben, dass gerade ein Vitamin B-Komplex gegen altersbedingten Muskelabbau ankämpfen und die Hirnleistung im Alter verbessern wird. Obwohl besonders bestimmte B-Vitamine diese Wirkung auslösen, sollte aufgrund synergetischer Effekte Vitamin B immer im Komplex eingenommen werden.

Vitamin D besitzt eine besondere Funktion im Knochenstoffwechsel und ist zusammen mit Kalzium daher besonders für ältere (menopausale) Frauen wichtig, um vor Osteoporose zu schützen. Eine Supplementierung ist von daher in jedem Falle besonders in Wintermonaten zu empfehlen, sollte aber auch bei den Herren der Schöpfung angewendet werden. Da es an dieser Stelle den Rahmen dieses Buches sprengen würde, alle Vorteile von Vitamin D anzuführen, möchte ich an dieser Stelle auf meinen ausführlichen Zweiteiler zu diesem Thema verweisen, der alle Fragen beantworten wird.

http://www.peak.ag/blog/vitamin-d-%e2%80%93-sonnenvitamin-mit-unglaublichen-eigenschaften
http://www.peak.ag/blog/vitamin-d-%e2%80%93-sonnenvitamin-mit-unglaublichen-eigenschaften-teil-ii

6. Mineralstoffe

Mit dem Altern sinkt tendenziell der Gehalt an Muskelglykogen, damit auch an Wasser und Mineralstoffen im Körper. Natürlich ist die Mineralstoffversorgung im Alter mindestens genauso wichtig wie in jungen Jahren, weshalb es diesen Punkt ebenfalls zu berücksichtigen gilt. Inwieweit eine zusätzliche Aufnahme über Supplemente zu erfolgen hat, muss individuell entschieden werden.

7. Gezielte Aufnahme von Aminosäuren

Im Alter kann es von Vorteil sein, bestimmte Aminosäuren zu supplementieren.

Cystein
Es verhindert, dass ein Glutaminmangel auftritt, was wiederum eine stetige Bereitstellung von Glutahion gewährleistet. Glutahion ist bekannt als die wichtigste antioxidative Substanz unseres Körpers. Cystein selbst vermag ebenfalls aufgrund seiner reaktionsfreudigen Schwefelwasserstoffgruppe freie Radikale abzufangen. Ist immer genug Cystein vorhanden, ergibt sich ein sog. eiweiß-sparender Effekt.

Wer Cystein supplementieren möchte, kann dies in Form von ACC (Acetylcystein) tun. Auch Molkenproteine sind hervorragende Cysteinquellen.

BCAA
Dass BCAA eine gewichtige Rolle in Sachen Leistungsernährung spielen, ist uns inzwischen hinreichend bekannt. In hypokalorischen Zuständen oder bei Glykogen-Armut steigt ihre Bedeutung nochmals an. Für ältere Menschen leisten sie besondere Dienste, da hier die Proteinverdauung oftmals eingeschränkt ist. Der tägliche Bedarf älterer Sportler liegt sogar über einer Menge von 6 g Leucin, 5 g Valin und 2 g Iso-

leucin. Eine Supplementierung kann also hier in jedem Falle empfohlen werden.

Beta-Alanin

Beta-Alanin bildet wie bereits im Rahmen von HBN-Advanced beschrieben die wichtige Puffersubstanz Carnosin. Studien zeigen unter Einnahme von Beta-Alanin Verbesserungen von Muskelausdauer und Muskelkraft im Vergleich zu einer Placebo-Gruppe von 26 %.

Neben derartigen Leistungssteigerungen durch eine zusätzliche Zufuhr kann eine Supplementierung auch altersbedingte Resorptionsstörungen ausgleichen oder einen Ausgleich für allgemein eiweißarme Ernährung schaffen, wenngleich für Letzteres eher eine Ernährungsumstellung vorgenommen werden sollte, bevor man sich rein um die Versorgung mit Beta-Alanin aus Supplements kümmert.

Carnitin

Studien zeigen unter Einnahme von Carnitin nach einer Belastung verkürzte Regenrationszeiten, höhere Belastbarkeit und weniger Muskelkater als in einer Placebo-Gruppe. Fakten, die wir ebenfalls bereits aus dem Kapitel HBN-Advanced kennen. Durch die Aufnahme von Carnitin als Acetyl-Carnitin kann die Aufnahme verbessert werden.

In Verbindung mit einer Belastung sinken die Konzentrationen an freiem Carnitin im Blut. In seiner freien Form wird es aber benötigt, um langkettige Fettsäuren in die Mitochondrien einzuschleusen, und so kann es sein, dass sich besonders im Alter eine Mangelsituation entwickelt, die den Fettmetabolismus ausbremst.

Eine Carnitin-Supplementierung vermag zudem degenerative Schäden an Nervenleitbahnen und Nervenzellen zu reduzieren. In seiner Acetyl-Form bildet es Andockstellen für Nervenwachstumsfaktoren und verhindert so deren Niedergang.

Wer im Alter unter Sarkopenie leidet, kann die Auswirkungen durch eine Supplementierung mit Carnitin in Verbindung mit Krafttraining vermindern.

Letztlich vermag Carnitin zudem den Cortisolspiegel nach einer Belastung zu reduzieren. Überhöhte Cortisolspiegel fördern katabole Zustände und treten gerne verstärkt im Alter auf, weshalb hier eine Gabe von 3 Gramm vor dem Training empfohlen wird.

8. Kreatin

Kreatin ist für jeden Sportler, egal ob ausdauer- oder kraft-orientiert, eine interessante Sache und natürlich auch für ältere Sportler ein Weg, etwas mehr aus sich herauszuholen. Einer der wichtigsten Faktoren ist in Hinblick auf das Altern wohl, dass Kreatin die intrazelluläre Hydration zu verbessern vermag. Gerade diese geht mangels Speichervermögen an Glykogen im Alter gerne verloren. Mit Kreatin kann dieser Entwicklung Einhalt geboten werden.

9. Phosphatidylserin

Phosphatidylserin (PS) ist ein Phospholipid, das den Informationsaustausch zwischen Nervenzellen reguliert und den Flüssigkeitshaushalt der Zellen steuert. Während jüngere Menschen PS meist ausreichend selbst bilden können, führen psychischer Dauerstress, ein Mangel an Vitamin B12, Folsäure, essenziellen Fettsäuren oder Methionin zu einem reduzierten Aufkommen, wie es auch gerne im Alter auftritt. Wer sich stark fett- und cholesterinarm ernährt, muss zudem mit einer Mangelsituation rechnen.

Besonders ein hohes Aufkommen an Cortisol vermag PS zu regulieren, indem es dessen sowie die Freisetzung von ACTH steuert. Gerade Zweitgenanntes ist dafür verantwortlich, dass PS bei älteren Menschen die mentale Funktion erheblich verbessern kann und gerne auch bei der Behandlung von Depressionen eingesetzt wird.

Das Gute an PS ist, dass orale Gaben vom Körper einwandfrei aufgenommen werden und mühelos die Blut-Hirn-Schranke passieren können.

In der Praxis wird mit 800 mg pro Tag, aufgeteilt auf 400 mg morgens und 400 mg nach dem Training, gearbeitet.

10. Coenzym Q10

Coenzym Q10 kommt in allen Organen und Geweben vor. Besonders in den Mitochondrien befinden sich größere Mengen Coenzym Q10. Es ist entscheidend an der zellulären Energiebereitstellung (ATP-Synthese) beteiligt. Es besitzt zudem antioxidative Eigenschaften, ist in die Genexpression und zelluläre Kommunikation involviert und fungiert als Zellwachstumsfaktor.

Im Alter nimmt die Konzentration an Coenzym Q10 besonders im Herzmuskel ab. Auch der Gehalt der Bauchspeicheldrüse, der Nebennieren, der Leber, der Milz und der Lunge reduziert sich. Schuld daran ist mitunter eine verminderte enzymatische Fähigkeit der Umwandlung von der inaktiven Form des Coenzym Q10 (Ubichinon) in die aktive Form (Ubichinol).

Unter diesem Gesichtspunkt und der herausragenden Bedeutung von Coenzym Q10 für Gesundheits- und Leistungserhalt kann man bei HBN OVER 40 die Einnahme von Ubichinol nur empfehlen. Während aus gesundheitlicher Sicht Dosierungen von 100 mg/Tag angebracht sind, kann der Bedarf bei älteren Sportlern auf bis zu 300 mg/Tag ansteigen.

11. Testosteron-Booster

Da im Alter der Testosteronspiegel immer weiter abfällt, besteht hier möglicherweise das Potenzial, das Aufkommen mit einigen pflanzlichen Auszügen wie DAA, Tribulus Terrestris oder aber

DHEA wieder etwas aufzupeppen. Eine tatsächliche Wirkung unterliegt hier sicher einer starken Individualität.

Resümee für HBN:

OVER 40 haben wir mit einer Reihe von Veränderungen zu kämpfen, die es im Rahmen eines Ernährungskonzepts zu berücksichtigen gilt. Nach HBN verzehren wir OVER 40 weniger hochglykämische Kohlenhydrate. Gezielte Gaben an Leucin, Cystein, Carnitin und BCAA können helfen, die Gesundheit und Leistungsfähigkeit aufrecht zu erhalten. Als weitere Ergänzungen OVER 40 bietet sich in Sachen körperliche Leistungsfähigkeit der Einsatz von Kreatin und Beta-Alanin an, während Phosphatidylserin und B-Vitamine eher geistige Aufgewecktheit und ein niedriges Cortisol-Aufkommen begünstigen. Coenzym Q10 kann helfen, Organe und Energiestoffwechsel jung zu halten. Substanzen, die bei Männern in jungen Jahren keinerlei Einfluss auf den Testosteronspiegel haben, könnten ein defizitäres Aufkommen im Alter möglicherweise teilweise kompensieren.

Beispielplanung nach HBN

Fall 1 – Männlicher Athlet mit Zielsetzung Muskelaufbau

Rahmendaten:

25 Jahre

Niedriger Stresslevel

Kein Einsatz von Dopingsubstanzen

Ist-Gewicht 95 kg

Ziel-Gewicht 100 kg (Muskelaufbau)

BCM nach BIA 49 kg

Muskelglykogen gesamt 490 g

Training 4 x die Woche Kraft nachmittags

Brust–Bizeps–Bauch	30 %
Beine gesamt (inkl. Waden und Po)	30 %
Rücken–Trizeps	20 %
Schulter–Nacken	20 %
IST-Kalorienumsatz nach SenseWear am Trainingstag	3600 kcal
IST-Kalorienumsatz nach SenseWear am trainingsfreien Tag	3100 kcal
Angestrebte Kalorienaufnahme am Trainingstag (+ 15 %)	**4140 kcal**
Angestrebte Kalorienaufnahme am trainingsfreien Tag (+ 10 %)	**3565 kcal**

Errechnete Makronährstoffverteilung

Trainingstag

Proteinbedarf

(2,0g kg/KG vom Zielgewicht)	200,0 g	820,00 kcal
Kohlenhydratbedarf Leberglykogen	115,0 g	471,50 kcal
Kohlenhydratbedarf PRE-Workout (0,6 kg/KG)	57,0 g	233,70 kcal
Kohlenhydratbedarf Muskelglykogen Training 1 (30%)	*147,0 g*	*604,75 kcal*
Kohlenhydratbedarf Muskelglykogen Training 2 (20%)	*98,0 g*	*401,80 kcal*
Fettbedarf Training 1 (30%)	216,1 g	2010,05 kcal
Fettbedarf Training 2 (20%)	238,0 g	2213,00 kcal

Trainingsfreier Tag

Proteinbedarf

(2,0g kg/KG vom Zielgewicht)	200 g	820 kcal
Kohlenhydratbedarf	130 g	533 kcal
Fettbedarf	238 g	2212 kcal

Anmerkung:
Diese Vorgabe stellt die Basis für die anschließende Erstellung der Ernährungsplanung dar. Die Werte können in den seltensten Fällen zu 100 % so eingehalten werden, da beispielsweise viele Protein- oder auch Fettträger eine kleine Menge Kohlenhydrate liefern, die zusätzlich während des Tages aufgenommen wird. Leichte Abweichungen, wie sie auch im folgenden Beispielplan auftreten, sind von daher erlaubt.

Beispieltag Training Kraft 30%

08.00 Uhr	Hühnerei	3 Stück
	Vitamin D Supplement	1
10.30 Uhr	Gurke	200g
	Tomate	200g
	Käse	100g
	Distelöl	10ml
	Olivenöl	30ml
	Walnüsse	30g
12.30 Uhr	Pute roh	100g
	Gemüsemischung	300g
16.00 Uhr	Haferflocken	50g
(PRE_WO)	Quark mager	125g
	Apfel	1
	Vitamin B Supplement	1
17.00 Uhr	BCAA Powder	10g
19.00 Uhr	Maltodextrin	50g
(POST-WO)	Whey Protein Isolat	20g
	Casein Micellar	10g
19.30 Uhr	Quark mager	150g
(POST-WO)	Honig	80g
	Reiswaffeln	100g
	Vitamin B Supplement	1
21.30 Uhr	Casein Micellar	30g
	Nüsse Walnüsse	60g
	Nüsse Mandeln	40g
	Multivitamin-Supplement	1

* zusätzlich 3l Flüssigkeit pro Tag

Darstellung Trainingstag Kraft 30 %

Beispieltag Nicht-Training

08.00 Uhr	Hühnerei	3 Stück
	Vitamin D Supplement	1
10.30 Uhr	Gurke	200g
	Tomate	200g
	Käse	100g
	Distelöl	10ml
	Olivenöl	30ml
	Walnüsse	30g
12.30 Uhr	Pute roh	100g
	Reis braun gekocht	150g
	Gemüsemischung	300g
	Vitamin B Supplement	1
16.00 Uhr	Quark Halbfett	200g
	Walnüsse	25g
19.00 Uhr	Lachs roh	200g
	Brokkoli gekocht	300g
	Vitamin B Supplement	1
21.30 Uhr	Casein Micellar	30g
	Nüsse Walnüsse	60g
	Nüsse Mandeln	40g
	Multivitamin-Supplement	1

* zusätzlich 3l Flüssigkeit pro Tag

Protein	**200**
Kohlenhydrate	**130**
Fett	**238**

Darstellung Nicht-Training

Fall 2 – Weibliche Athletin mit Zielsetzung Körperfettreduzierung und Muskelerhalt

Rahmendaten:

30 Jahre

Niedriger Stresslevel

Ist-Gewicht 60 kg

Ziel-Gewicht 56 kg

BCM nach BIA 19 kg

Muskelglykogen gesamt 190 g

Training 3 x die Woche Kraft nachmittags/abends

Brust–Bizeps–Trizeps–Bauch	35 %
Beine gesamt (inkl. Waden und Po)	30 %
Rücken–Schulter gesamt	25 %

(kein Nackentraining)

Training 4 x die Woche Cardio-Intervall (HIIT) morgens

Kalorienumsatz nach SenseWear am Trainingstag	2200 kcal
Kalorienumsatz nach SenseWear am Intervalltag	2000 kcal
Angestrebte Kalorienaufnahme am Krafttrainingstag (– 15 %)	**1870 kcal**
Angestrebte Kalorienaufnahme am Intervalltag (– 15 %)	**1700 kcal**

Makronährstoffverteilung

Krafttrainingstag

Proteinbedarf			
(2,5g kg/KG vom Zielgewicht)	140,0 g	574,00 kcal	2/7,5
Kohlenhydratbedarf Leberglykogen	69,0 g	282,90 kcal	
Kohlenhydratbedarf			
Muskelglykogen Training 1 (35%)	*66,5 g*	*272,65 kcal*	
Kohlenhydratbedarf			
Muskelglykogen Training 2 (30%)	*57,0 g*	*233,70 kcal*	
Kohlenhydratbedarf Muskelglykogen			
Training 3(25%)	*47,5 g*	*194,75 kcal*	
Fettbedarf Training 1 (35%)	79,0 g	740,45 kcal	
Fettbedarf Training 2 (30%)	83,0 g	779,40 kcal	
Fettbedarf Training 3 (25%)	87,0 g	818,35 kcal	

Intervalltraining HIIT

Proteinbedarf		
(2,5g kg/KG vom Zielgewicht)	140 g	574 kcal
Kohlenhydratbedarf Leberglykogen	88 g	361 kcal
Fettbedarf	82 g	765 kcal

Anmerkung:
Diese Vorgabe stellt die Basis für die anschließende Erstellung der Ernährungsplanung dar. Die Werte können in den seltensten Fällen zu 100 % so eingehalten werden, da beispielsweise viele Protein- oder auch Fettträger eine kleine Menge Kohlenhydrate liefern, die zusätzlich während des Tages aufgenommen wird. Leichte Abweichungen, wie sie auch im folgenden Beispielplan auftreten, sind von daher erlaubt.

Beispieltag Training Kraft 35%

08.00 Uhr	Mehrkomponentenprotein	20g
	Walnüsse	20g
	Mandeln	15g
	Vitamin D Supplement	1
10.30 Uhr	Feldsalat	150g
	Tomate	150g
	Käse	50g
12.30 Uhr	Lachs roh	75g
	Gemüsemischung	300g
16.00 Uhr	Mandeln	25g
(PRE-WO)	Hühnereiweiss	125g
	Vitamin B Supplement	1
17.00 Uhr	BCAA Powder	10g
19.00 Uhr	Maltodextrin	35g
(POST-WO)	Whey Protein Isolat	20g
19.30 Uhr	Pute roh	75g
(POST-WO)	Reis braun gekocht	200g
	Vitamin B Supplement	1
21.30 Uhr	Casein Micellar	20g
	Nüsse Walnüsse	20g
	Multivitamin-Supplement	1

* zusätzlich 3l Flüssigkeit pro Tag

Protein	146
Kohlenhydrate	117
Fett	75

Darstellung Trainingstag Kraft 35 %

<u>BeispieltagTraining Intervall</u>

08.00 Uhr	Eggprotein	5g
(PRE-WO)	Apfel	150g
	Magerjoghurt	100g
09.00 Uhr	Haferflocken	40g
(POST-WO)	Hühnereiweiss	125g
	Vitamin B Supplement	1
	Vitamin D Supplement	1
12.00 Uhr	Lachs	100g
	Gemüsemischung	300g
15.30 Uhr	Quark Vollfett	100g
	Mandeln	25g
18.00 Uhr	Pute roh	100g
	Olivenöl	10g
	Gurke	150g
	Tomate	150g
	Vitamin B Supplement	1
21.30 Uhr	Casein Micellar	20g
	Nüsse Walnüsse	30g
	Multivitamin-Supplement	1

* zusätzlich 3l Flüssigkeit pro Tag

Protein	**140**
Kohlenhydrate	**88**
Fett	**82**

Darstellung Trainingstag Intervall

Fall 3 – Männlicher Athlet OVER 40 mit Zielsetzung Körperfettreduzierung und Muskelerhalt

Rahmendaten:

50 Jahre

Hoher Stresslevel

Kein Einsatz von Dopingsubstanzen

Ist-Gewicht 105 kg

Ziel-Gewicht 85 kg

BCM nach BIA 37 kg

Muskelglykogen gesamt 370 g

Training 3 x die Woche Kraft nachmittags

Ganzkörpertraining (35 %)

IST-Kalorienumsatz nach SenseWear am Trainingstag	2600 kcal
IST-Kalorienumsatz nach SenseWear am trainingsfreien Tag	2350 kcal
Angestrebte Kalorienaufnahme am Trainingstag (– 15 %)	**2210 kcal**
Angestrebte Kalorienaufnahme am trainingsfreien Tag (– 15 %)	**1998 kcal**

Errechnete Makronährstoffverteilung

Trainingstag
Proteinbedarf

(2,5g kg/KG vom Zielgewicht)	212,5 g	871,25 kcal
Kohlenhydratbedarf Leberglykogen	86,0 g	352,60 kcal
Kohlenhydratbedarf		
Muskelglykogen (35%)	*129,5 g*	*530,95 kcal*
Fettbedarf	49,0 g	455,20 kcal

Trainingsfreier Tag
Proteinbedarf

(2,5g kg/KG vom Zielgewicht)	212,5 g	871,25 kcal
Kohlenhydratbedarf	75,0 g	307,50 kcal
Fettbedarf	88,0 g	819,25 kcal

Anmerkung:
Diese Vorgabe stellt die Basis für die anschließende Erstellung der Ernährungsplanung dar. Die Werte können in den seltensten Fällen zu 100 % so eingehalten werden, da beispielsweise viele Protein- oder auch Fettträger eine kleine Menge Kohlenhydrate liefern, die zusätzlich während des Tages aufgenommen wird. Leichte Abweichungen, wie sie auch im folgenden Beispielplan auftreten, sind von daher erlaubt.

Anmerkung:
Anhand der drei Beispielfälle habe ich aufgezeigt, wie man bei der Erstellung einer Planung nach HBN Stück für Stück vorgehen muss. Man könnte noch 20 weitere Beispiele und Konstellationen an dieser Stelle beschreiben, dies würde allerdings den Rahmen des Buches sprengen. Ich denke auch, dass es Extremfälle geben wird, für welche die Vorgaben nach HBN nicht zu 100 % umsetzbar sind. Derartige Fälle werden wir nach der Veröffentlichung von HBN diskutieren. In Planung ist der Internetauftritt www.humanbasednutrition.de, www.humanbasednutrition.com oder aber ein Diskussionsportal im Rahmen meines bestehenden Internetauftritts unter www.body-coaches.de sowie in Facebook via https://www.facebook.com/HumanBasedNutrition

Beispieltag Training GKT Over 40

08.00 Uhr	Roggenbrot	75g
	Fructose-Marmelade	15g
	Mehrkomponentenprotein	30g
	BCAA Powder	10g
	Vitamin D Supplement	1
12.30 Uhr	Lachs zubereitet	100g
	Gemüsemischung	200g
15.30 Uhr	Hühnereiweiss	200g
	Mekrkomponentenprotein	10g
	Nüsse Mandeln	25g
17.00 Uhr	Quark mager	100g
(PRE-WO)	BCAA Powder	10g
18.30 Uhr	Maltodextrin	45g
(POST-WO)	Casein Micellar	10g
	Whey Protein Isolat	20g
	Leucin	3g
19.00 Uhr	Pute roh	100g
(POST-WO)	Vollkornnudeln roh	115g
	Diät Ketchup zuckerfrei	100g
	Vitamin B Supplement	1
21.30 Uhr	Casein Micellar	30g
	Nüsse Walnüsse	20g
	Multivitamin-Supplement	1

* zusätzlich 3l Flüssigkeit pro Tag

Protein	**216**
Kohlenhydrate	**203**
Fett	**47**

Darstellung Training Over 40

Beispieltag Nicht-Training Over 40

09.00 Uhr	Roggenbrot	50g
	Fructose-Marmelade	10g
	Mehrkomponentenprotein	20g
	BCAA Pulver	10g
	Vitamin D Supplement	1
12.30 Uhr	Lachs zubereitet	200g
	Brokkoli gekocht	300g
15.30 Uhr	Hühnereiweiss	125g
	Hühnerei	3 Stk.
	Brokkoli gekocht	250g
	Vitamin B Supplement	1
18.00 Uhr	Tomate	150g
	Gurke	150g
	Olivenöl	10g
	Pute roh	200g
	Vitamin B Supplement	1
21.30 Uhr	Casein Micellar	30g
	Nüsse Mandeln	15g
	Nüsse Walnüsse	35g
	Multivitamin-Supplement	1

* zusätzlich 3l Flüssigkeit pro Tag

Protein	**208**
Kohlenhydrate	**80**
Fett	**87**

Darstellung Nicht-Training OVER 40

HBN „Vision" – Supplement-Linie in Planung

Schon jetzt zum Zeitpunkt der Veröffentlichung von Human Based Nutrition kann ich mit Stolz ankündigen, dass die Planungen für eine eigene HBN-Supplement-Linie bereits am Laufen sind. Es ist noch zu früh für genauere Details, fest steht jedoch, dass eine Kooperation mit der namhaften und etablierten Supplementfirma PEAK besteht, mit der ich seit etlichen Jahren eine enge Zusammenarbeit pflege, und dass in Zuge dessen in absehbarer Zukunft einige spezifisch für die Umsetzung von HBN konzipierte Nahrungsergänzungen auf den Markt kommen werden.

Wenngleich sehr viele Variablen in Sachen persönliche Voraussetzungen und Zielsetzungen bestehen, lassen sich dennoch einige äußerst nützliche Supplement-Kombinationen sowohl für den Bereich der Basisernährung als auch für HBN-Advanced konzipieren, die HBN NOCH alltagstauglicher und effektiver machen werden. Natürlich werden wir all unsere Zielgruppen berücksichtigen und uns auch separat um die Damenwelt sowie die Generation OVER 40 kümmern.

Mit dieser abschließenden „Vision" verweise ich nochmals auf den Internetauftritt von www.body-coaches.de sowie die beiden offiziellen Seiten www.humanbasednutrition.de und www.humanbasednutrition.com hin, wo wir alle Interessentinnen und Interessenten auf dem Laufenden halten werden.

Bonuskapitel – HBN und Training

Die beste Tageszeit für Workouts nach HBN

Krafttraining und leistungsorientiertes Ausdauertraining

Hierzu gibt es keine einheitlichen Aussagen. Der zirkadianen Rhythmik zufolge kann gegen 17.00 Uhr die größte kardiovaskuläre Effizienz und Muskelkraft abgerufen werden und auch die Körpertemperatur scheint in Sachen Enzymtätigkeit hier am günstigsten auszufallen. Sieht man sich eine nicht durch Nahrung beeinflusste Glukose-Tageskurve an, wird zudem deutlich, dass die Insulinsensibilität gegen 17 Uhr abends sehr stark ausgeprägt sein muss, da der Blutglukosespiegel hier sehr niedrig ist, was bedeutet, dass Muskelzellen auch ohne Training hier bereits besonders empfänglich für Nährstoffe sind (Fettzellen natürlich auch).

Es gibt aber auch Studien, die ein morgendliches Training favorisieren. Aktuelle Untersuchungen bescheinigen morgendlichem Training beispielsweise die beste Schlafqualität. Adaption des Organismus und Stoffwechsels ermöglichen es uns zudem, alle Vorteile des abendlichen Trainings auf den Morgen umzulegen, sofern regelmäßig morgens trainiert wird. Kurzum – man ist sich uneinig!

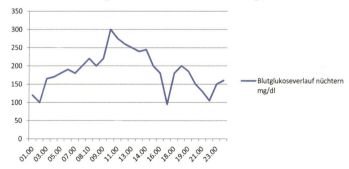

Darstellung Blutglukose nüchtern

Fazit:

Die „beste" Trainingszeit für HBN ist immer dann, wenn Sie sich persönlich damit am wohlsten fühlen bzw. wenn es Ihnen möglich ist zu trainieren. Den meisten von uns ist es nicht möglich, Beruf und sonstige Verpflichtungen des Alltags wie Kinderbetreuung, Besorgungen, etc. eigenmächtig zu planen. Auch sich abzuhetzen, um zu einer bestimmten Uhrzeit das Training durchzuführen, wird Sie eher negativ als positiv beeinflussen und Ihnen neben mehr Cortisol wahrscheinlich auch eine geringere Konzentration auf das Training ermöglichen.

Sie müssen sich individuell eine Zeit aussuchen, die es erlaubt, sich vor dem Training mental kurz darauf einzustellen und den Kopf dafür freizumachen. Training mit Alltagsproblemen im Hinterkopf kann nicht fokussiert ausgeführt werden. Auch eine gute PRE-Workout-Nutrition nach HBN gehört zu den notwendigen Vorbereitungen, die es zu treffen gilt.

Wichtig ist auch, DASS Sie trainieren. Kontinuität ist der Schlüssel für Leistungsverbesserungen.

Bei HBN richtet sich das Training nach dem Alltag und nicht der Alltag nach dem Training. Genau das macht HBN zu einem Konzept für jedermann!

Aerobes Cardiotraining und Intervalltraining zur Körperfettreduzierung

Mythen um Cardiotraining

Cardiotraining ist generell ein Thema, zu dem unendlich viele Mythen existieren. Das Ganze beginnt beim Fettverbrennungspuls, also der Herzfrequenz, bei der man zwar prozentual die höchste Fettmenge verbrennt (rein aerob), der Kalorien- und somit Fettumsatz aber deutlich geringer ausfällt, als wenn man ein aerob/anaerobes Cardiotraining ausführt. Weiter geht es damit, dass Frauen sich auf Cardio-Geräten abstrampeln, um schön knackig zu werden. Sie vergessen, dass es Krafttraining ist, welches die Haut durch den steigenden Muskeltonus strafft und stoffwechselaktives Gewebe davor schützt, durch Cardiotraining verbrannt zu werden, wenn man das Ganze im stark hypokalorischen Bereich durchführt. Besser noch, Sie haben Angst vor Krafttraining und zu vielen Muskeln, vergessen dabei aber, dass ein *Zuviel* an Cardiotraining Muskeln abbauen und den Stoffwechsel ruinieren kann.

Kraftsportler wiederum haben Angst, dass sie mit zu viel Cardio mühsam antrainierte Muskelmasse verlieren, und übersehen dabei den cardiovaskulären Nutzen, mit dem unter anderem neben dem Herz-Kreislauf-System auch der weitere Muskelaufbau positiv beeinflusst werden kann.

Empfehlung

Cardiovaskuläres Training stellt eine wichtige, nicht ersetzbare Komponente dar, wenn es darum geht, das Herz-Kreislauf-System gesund zu halten. Zum Aufbau einer gewissen Grundlagenausdauer eignen sich besonders Dauermethoden im Bereiche ab 60 % der maximalen Herzfrequenz (HFmax). Solange Sie es damit nicht übertreiben und Ihre Einheit zeitlich nicht zu stark ausdehnen, wird Ihnen ein solches Training keine Muskeln auffressen.

HBN spricht sich beim Thema Fettverbrennung ganz klar für die Ausführung von Intervalltraining aus. Die Studienlage ist eindeutig und zeigt diesbezüglich klare Vorteile. Da es sich bei HBN nicht um ein Trainingskonzept, sondern um ein Ernährungskonzept handelt, soll dies hier nur als Randempfehlung dienen.

Wann ist die beste Trainingszeit?

Hierzu muss man wissen, wo die Vor- und die Nachteile der jeweiligen Zeiten liegen.

Morgens trainieren

heißt, mit niedrigem Blutzuckerspiegel zu trainieren und somit zumindest bei konventionellem Cardiotraining die Chance auf Fettverbrennung zu erhöhen. Bei Intervalltraining (HIIT) ist der niedrige Blutzuckerspiegel nicht von Vorteil. Da Studien zeigen, dass sich in Verbindung mit morgendlichem Training eine verbesserte Insulinempfindlichkeit einstellt, wäre diese ein Argument für morgendliche Einheiten, aber lassen Sie uns weiter sehen …

Cardiotraining vor dem Krafttraining

auszuführen, kann zu Überschneidungen aerober und anaerober Aktivierungsprozesse im Muskel führen, kurzum, Cardio- und Krafttraining stehen sich gegenseitig im Weg, wenn gleiche Muskeln involviert sind. Vor dem Krafttraining Cardio und hier besonders Intervalltraining auszuführen, raubt zu viel Glykogen und kann zu Leistungseinbußen bei der Krafteinheit führen. Lange Cardioeinheiten vor dem Krafttraining sorgen zudem dafür, dass der Wachstumshormonausstoß im Krafttraining geringer ausfällt. Cardiotraining vor dem Krafttraining ist also mit Sicherheit eine schlechte Alternative.

Cardiotraining zwischen dem Krafttraining
stellt ein Konzept mit dem Namen Cardio-Acceleration (CA)
dar, welches zwar theoretisch vorgestellt, praktisch aber absolut
noch nicht etabliert ist. Hier stehen noch zu viele Fragen zur
Durchführung offen, um es zu empfehlen.

Cardiotraining nach dem Krafttraining
Studien zeigen, dass die Fettverbrennung aufgrund höherer
Wachstumshormonspiegel durch Krafttraining beim anschließenden
Cardiotraining erhöht ist. Auch ein erhöhtes Aufkommen an
Katecholaminen kann hier positiv wirken. Negativ kann sich
eine solche Konstellation auf die Regeneration von Muskel-
glykogen auswirken und somit regenerationsverzögernd wirken.
Dies käme besonders bei Intervalltraining zum Tragen. Auch
der Punkt der gegensätzlichen Aktivierungsprozesse muss bei
der Trainingsplanung berücksichtigt werden.

Cardiotraining an Tagen ohne Krafttraining
Diese Variante scheint äußerst produktiv, da sich Krafttraining und
Intervalltraining in Sachen Nachverbrennungseffekt ablösen und so den
Grundumsatz dauerhaft erhöhen. Beide Trainingsvarianten kommen
sich hinsichtlich ihrer jeweiligen Aktivierungsprozesse nicht in die
Quere und es kommt nicht zu einer übermäßigen Glykogen-Ver-
armung, welche die Regeneration beeinflussen könnte. Beinahe dieselben Vorteile mit Ausnahme der durchgehenden Nachverbrennung
ergeben sich übrigens auch, wenn Cardio- und Krafttraining am selben
Tag, jedoch getrennt voneinander absolviert wird. Hier zeigen Studien
eine Maximierung der Fettverbrennung und eine Aktivierung von
mTOR, einem wichtigen Signalgeber der Proteinsynthese.

Fazit:
HBN empfiehlt für Cardiotraining entweder Tage ohne Kraft-
training zu reservieren oder beide Trainingseinheiten getrennt von-
einander auszuführen. Wer konventionelles Cardiotraining betreibt,
kann auch von einer Einheit nach dem Krafttraining profitieren.

Quellenverzeichnis

Allgemein

Sport-Revue – November 12 – besser morgens schwitzen

CBL Guide 1.0 – www.aesir.com

Das Frühstück auslassen und definiert werden – J. Kiefer – Flex

Intermittend Fasting – Dr. John Berardi (pdf)

Warrior Diät – Sascha Patrow

http://blutbild-werte.de/erythrozyten.html

http://netdoktor.de /Leukozyten

http://de.wikipedia.org/wiki/Intermittierendes_Fasten

http://www.kinderwunschhilfe.de/index.php?id=166

http://www.peak.ag/blog/energiebereitstellung-ueber-fette-%e2%80%93-citratzyklus-und-ketogenese

http://www.peak.ag/blog/testosteron-ii-frauen-und-testosteron-einflussgrosen-auf-testosteron

http://www.peak.ag/blog/schlaf-der-unterschatze-wachstums-faktor

http://www.peak.ag/blog/schlaf-der-unterschatzte-wachstumsfaktor-2

http://www.peak.ag/blog/schlaf-der-unterschatze-wachstums-faktor-teil-3

http://www.peak.ag/blog/cortisol-%e2%80%93-freund-oder-feind

http://www.peak.ag/blog/cortisol-%e2%80%93-freund-oder-feind-teil-2

Schneller Erholen – FLEX Nov 2012

http://vmrz0100.vm.ruhr-uni-bochum.de/spomedial/content/e866/e2442/e2591/e2592/e2678/index_ger.html

BSA-Skript Ernährungsberater-B-Lizenz

http://www.peak.ag/blog/omega-3-und-omega-6-%c2%80%93-auf-das-verhaltnis-kommt-es-an

www.supplement-ratgeber.de / Brauchen Sportler mehr Vitamine

Die Anti-Aging-Formel / Wilfried Dubbels-Novagenics

Protein Sie Protein vor dem Schlafen gehen – Muscle&Fitness, Ausgabe November 2012

Wie viel Protein wird nach dem Training benötigt – Muscle&Fitness, Ausgabe November 2012

Leucin nach dem Training – Muscle&Fitness, Ausgabe November 2012

Kohlenhydratdrinks im Mund spülen … – Muscle&Fitness, Ausgabe November 2012

Evans M., Baisley J., Barss S., Guthrie N.: A randomized, doubleblind trial on the bioavailability of two CoQ10formulations.J Functional Foods 2009; 1: 65–73.

Wajda R.: Nano-Solve – a new type of technique for thesolubilization of lipophilic actives such as coenzym Q10 oromega 3 fatty acids. Innov Food Technol 2004;8:32–33.

Hosoe K. et al. Study on safety and bioavailability of ubiquinol (Kaneka QH™) after single and 4-week multiple oraladministration to healthy volunteers.Reg ToxPharmacol 2007;47:19–28.

Michael Martin (Hrsg.): Labormedizin in der Naturheilkunde, 2006.

Bargossi A. M. et al.: Exogenous CoQ10 preservesplasma ubiquinone levels in patients treated with 3-hydroxy-3-methylglutarylcoenzyme A reductase inhibitors. Int J Clin Lab Res 1994; 24: 171–176.

Folkers K. et al.: Two successful doubleblindtrials with coenzyme Q10 (Vitamin Q10) on muscular dystrophies and neurogenicatrophies.BiochimBiophysActa, 1995; 127: 281–286.

Hofman-Bang C. et al.: Coenzyme Q10 as anadjunctive in the treatment of chronic congestive heart failure. The Q10 Study Group.JCard Fail 1995; 1: 101–107.

Jolliet P. et al.: Plasma coenzyme Q10 concentrationsin breast cancer: prognosis and therapeutic consequences. Int J ClinPharmacolTher 1998; 36: 506–509.

Kalen A.: Age-related changes in the Lipid compositions of rat and human tissues.

Lipids 1989; 24: 579–58.

Lockwood K. et al.: Partial and complete regressionof breast cancer in patients in Relation to dosage of coenzyme Q10. BiochemBiophys Res Commun 1994; 199: 1504–1508.

Lockwood K. et al.: Progress on therapy ofbreast cancer with vitamin Q10 and the Regression of metastases. Biochem-BiophysRes Commun 1995; 212: 172–177.

Ma A. et al.: Effect of protection and repairof injury of mitochondrial membrane-phospholipid on prognosis in patients with dilatedcardiomyopathy. Blood Press Suppl.1996; 3: 53–55.

Mortensen S. A. et al.: Dose-related decreaseof serum coenzyme Q10 during Treatment with HMG-CoA-reductase inhibitors. MolecAspects Med 1997: 18 (Suppl.): 137–144.

Palomäki A. et al.: Ubiquinone supplementationduring lovastatin treatment: effect on LDL oxidation ex vivo. J Lipid Res 1998; 39: 1430–1437.

Sinatra ST: »Care«, Cancer and coenzymeQ10. J Am CollCardiol 1999; 33: 897–899.

Singh R. B. et al.: Serum concentration oflipoprotein(a) decreases on treatment with hydrosoluble coenzyme Q10 in patientswith coronary artery disease: discovery of a new role. Int J Cardiol 1999; 68: 23–29.

Singh R. B. et al.: Effect of hydrosoluble coenzymeQ10 on blood pressures and insulin resistance in hypertensive patients with coronary artery disease. J Hum Hypertens 1999;13: 203–208.

Singh R. B. et al.: Randomized, double-blindplacebo-controlled trial of coenzyme Q10 in

patients with acute myocardial infarction.Cardiovasc Drugs Ther 1998; 12: 347–353.

Watson P. S. et al.: Lack of effect of coenzymeQ10 on left ventricular function in patients with congestive heart failure. J Am CollCardiol1999; 33: 1549–1552.

Dr. med. Emile G. Bliznakow, Q10-Forscher und Präsident und Wissenschaftsdirektor des Lupus Forschungsinstitutes Connecticut (USA).

Frnster L.:Ubiquinone: redox-enzyme, hydrogen carrier, antioxidant. Biomed.andClin.Aspects of CoQ10 : 4:3-14 (1984) Ernster L; Beyer RE: Antioxidant functions of coenzyme Q: some biochemical and pathophysiological implications. Biomed.andClin.Aspects of CoQ10 : 6:45–58 (1991).

Littarru, Gian Paolo: Energie und Schutz – Coenzym Q10: Fakten und Perspektiven in der Biologie und Medizin: engl. Original: Casa EditriceScientificaInternazionale, Rom, Italien. Dr. Enzmann, Dr. Geiß, Prof. Littarru und Prof. Folkers

Shults et al. „Pilot trial of high doses of coenzyme Q10 in patients with Parkinson's disease" Exp. Neurol. 188: 491–494 (2004).

Werner Goller, „Was verschweigt die Schulmedizin?" 2009, S. 29.

Takahashi N.; Iwasaka T.; Sugiura T.; Onoyama H.; Kurihara S.; Inada M.; Miki H.; Uyama M.: Effect of coenzym Q10 on hemidynamic response to ocular Timolol. J.Cardiovasc. Pharmacol. 14:462–468 (1989).

Kishi T.; Takahashi K.; Mayumi T.; Hama T.: Protective effect of coenzyme Q on adriamycin in beating heart cells. Biomed. andClin. Aspects of CoQ10: 4:181–194 (1984).

Ernster L.:Ubiquinone: redox-enzyme, hydrogen carrier, antioxidant. Biomed.andClin.Aspects of CoQ10 : 4:3–14 (1984).

Ernster L.; Beyer R. E.: Antioxidant functions of coenzyme Q: some biochemical and pathophysiological implications. Biomed. andClin.AspectsofCoQ10 : 6:45–58 (1991).

Werner Goller, „Was verschweigt die Schulmedizin?" 2009, S. 26.

Mortensen S. A.: Coenzyme Q10 and the diseased heart: blood and tissue levels of CoQ10 in relation to myocardial function and CoQ10 therapy. Boston: 1 st Conf. of the Intl. Coenzyme Q10 Assn.:78–80 (1998).

Syrkin A.; Kogan A.; Drynitsina S.; Kuznetsov A.; Pechorina E.; Frenkel E.: The effect of soluble form of Coenzyme Q10 on the oxygen free radical processes and clinical course in patients with coronary heart disease – stabile angina pectoris. Boston: 1 st Conf. of the Intl. Coenzyme Q10 Assn.: 110–111 (1998).

Judy W. V.; Folkers K.: Management of chronic fatigue syndrome patients with CoQ10 . 8 thInt.Symp. Biomed.andClin.Aspects of CoQ10: 55 (1993).

Judy W. V.; Stogsdill W. W.; Folkers K.: Dose related effectiveness of coenzyme Q10 in the treatment of chronic fatigue. Boston: 1 stConf.of the Intl.Coenzyme Q10 Assn.: 86 (1998)

Fujimoto S.; Kurihara N.; Hirata K.; Takeda T.: Effects of co-enzyme Q10 administration on pulmonary function and exercise performance in patients with chronic lung diseases. ClinInvestig: 71:162

Lockwood K.; Moesgaard S.; Hanioka T.; Folkers K.: Apparant partial remission of breast cancer in high-risk-patients supplemented with nutritional antioxidants, essential fatty acids and coenzyme Q10.

Mol Aspects Med: 15s:231–240 (1994).

Judy W. V.; Willis R. A.; Folkers K.: Regression of prostate cancer and plasma specific antigens (PSA) in patients on treatment with CoQ10. Boston : 1 st Conf. of the Intl. Coenzyme Q10 Assn.: 143 (1998).

Arussi D.; Auricchio U.; Agretto A.; Murano A.; Giuliano M.; Indolfi P.; Iacono A.: Protective effect of Coenzym Q10 on anthracyclinescardiotoxicity: Control study in children with acute lymphoblastic leukemia and non-hodgkin-lymphoma. Molec.Aspects Med: 15 : 207–212 (1994).

Valls V.; Castelluccio C.; Fato R.; Genova M. L.; Bovina C.; Saez G.; Marchetti M.; Castelli G. P.; Lenaz G.: Protective effect of exogenous coenzyme Q against damage by Adriamycin in perfused rat liver. Biochem.Biomol. Biol. Int. 33, 4:633–642 (1994).

P. H. Langsjoen, K. Folkers, in Biomedical and Clinical Aspects of Coenzyme Q, Vol. 6 Elsevier Science Publishers, Amsterdam(1991), p. 409–415.

Van Gaal L.; de Leeuw I.; Vadhanavikit S.; Folkers K.: Exploratory study on Coenzyme Q10 in obesity .Biomed.andClin.Aspects of CoQ10: 4:369–374 (1984).

Rosenfeldt F. L.; Pepe S.; Ou R.; Lew R.; Madani J.; Rowland M. A.; Nagley P.; Linnane A. W.: Coenzyme Q10 improves the tolerance of the senescent myocardium to aerobic and ischemic stress: studies in rats and in human atrial tissue. Boston: 1 st Conf. of the Intl. Coenzyme Q10 Assn.: 58–60 (1998).

Podda M.; Packer L.: Ubiquinol: a marker of oxidative stress in skin. 9th Intl.Symp.Biomed.andClin.Aspects of Coenzyme Q10 : 9:43–44 (1996).

Hoppe U.: Coenzyme Q10: a cutaneous antioxidant and energizer. Boston: 1 stConf.of the Intl.Coenzyme Q10 Assn.: 83 (1998).

Malm, C. et al: Supplementation with ubiquinone-10 causes cellular damage during intense exercise. Acta PhysiologicaScandinavica 1996/157/S. 511–512.

Littarru, Gian Paolo: Energie und Schutz – Coenzym Q10: Fakten und Perspektiven in der Biologie und Medizin: engl. Original: Casa EditriceScientificaInternazionale, Rom, Italien.

Dr. Enzmann, Dr. Geiß, Prof. Littarru und Prof. Folkers

Kakahashi N.; Iwasaka T.; Sugiura T.; Onoyama H.; Kurihara S.; Inada M.; Miki H.; Uyama M.: Effect of coenzym Q10 on hemidynamic response to ocular Timolol. J.Cardiovasc. Pharmacol. 14:462–468 (1989).

Kishi T.; Takahashi K.; Mayumi T.; Hama T.: Protective effect of coenzyme Q on adriamycin in beating heart cells. Biomed. andClin. Aspects of CoQ10: 4:181–194 (1984).

Symposium 2: Exerciseandproteinnutrition

Efficacy and consequences of very-high-protein diets for athletes and exercisers

Health and Exercise Sciences Research Group, University of Stirling, Stirling FK9 4LA, UK

http://healthyeating.sfgate.com/much-protein-intake-prevent-muscle-loss-9026.html

http://www.ncbi.nlm.nih.gov/pubmed/14710168

Effects of high-protein diets on fat-free mass and muscle protein synthesis following weight loss: a randomized controlled trial

Doubling the Daily Allowance of Protein Intake With Diet and Exercise Protects Muscle Loss

http://jn.nutrition.org/content/136/10/2506.full

http://www.diabetes-ratgeber.net/Blutzucker/Auch-Fett-und-Eiweiss-koennen-den-Blutzucker-beeinflussen-125209.html

http://de.wikipedia.org/wiki/Glucagon-like-peptide_1

Glycemia and insulinemia in healthy subjects after lactoseequivalent meals of milk and other food proteins: the role of plasma amino acids and incretins1–3

Mikael Nilsson, Marianne Stenberg, Anders H Frid, Jens J Holst, and Inger ME Björck

http://de.wikipedia.org/wiki/Fermentation

Inconsistency between glycemic and insulinemic responses to regular and fermented milk products1–3

Elin M Östman, Helena GM LiljebergElmståhl, and Inger ME Björck An insulinindexoffoods:theinsulindemandgenerated by 1000-kJ portions of common foods13

American Journal of Clinical Nutrition 2004 Nov;80(5), S. 1246–1253 [PIMD: 15531672]

European Journal of Clinical Nutrition 2005 Mar;59(3), S. 393–398 [PMID: 15578035]

New Zealand Medical Journal 2003, 116, S. 1168 [PIMD: 12601419]

Medical Hypotheses 2001 Feb.;56(2), S. 262–272 [PMID: 11425301]

http://www.milchlos.de/milos_0722.htm

http://www.ncbi.nlm.nih.gov/pubmed/22647249

http://www.ncbi.nlm.nih.gov/pmc/articles/PMC3471010/

Östman EM, LiljebergElmståhl HGM, Björck IME. Inconsistency between glycemic and insulinemic responses to regular and fermented milk products.Am J ClinNutr. 2001;74:96–100. [PubMed]

Nilsson M, Elmstahl H, Bjorck I. Glucose and insulin responses to porridge and gruel meals intended for infants. Eur J ClinNutr. 2005;59:646–650. doi: 10.1038/sj.ejcn.1602115. [PubMed] [Cross Ref]

LiljebergElmståhl H, Björck I. Milk as a supplement to mixed meals may elevate postprandial insulinaemia. Eur J ClinNutr. 2001;55:994–999. doi: 10.1038/sj.ejcn.1601259. [PubMed] [Cross Ref]

Nilsson M, Stenberg M, Frid AH, Holst JJ, Björck IM. Glycemia and insulinemia in healthy subjects after lactose-equivalent meals of milk and other food proteins: the role of plasma amino acids and incretins. Am J ClinNutr. 2004;80:1246–1253. [PubMed]

Khan MA, Gannon MC, Nuttall FQ. Glucose appearance rate following protein ingestion in normal subjects.J Am CollNutr. 1992;11:701–706. [PubMed]

Nilsson M, Holst JJ, Bjorck IME. Metabolic effects of amino acid mixtures and whey protein in healthy subjects: studies using glucose-equivalent drinks. Am J ClinNutr. 2007;85:996–1004. [PubMed]

Krebs M, Brehm A, Krssak M, Anderwald C, Bernroider E, Nowotny P, Roth E, Chandramouli V, Landau BR, Waldhausl W, Roden M. Direct and indirect effects of amino acids on hepatic glucose metabolism in humans. Diabetologia. 2003;46:917–925. doi: 10.1007/s00125-003-1129-1. [PubMed] [Cross Ref]

Fajans SS, Floyd JC, Knopf RF, Conn FW. Effect of amino acids and proteins on insulin secretion in man.RecentProgHorm Res. 1967;23:617–662. [PubMed]

Floyd JC, Fajans SS, Conn JW, Knopf RF, Rull J. Stimulation of insulin secretion by amino acids. J Clin Invest. 1966;45:1487–1502. doi: 10.1172/JCI105456. [PMC free article] [PubMed] [Cross Ref]

Schmid R, Schusdziarra V, Schulte-Frohlinde E, Maier V, Classen M. Role of amino acids in stimulation of postprandial insulin, glucagon, and pancreatic polypeptide in humans. Pancreas. 1989;4:305–314. doi: 1097/00006676-198906000-00006. [PubMed] [Cross Ref]

Schmid R, Schulte-Frohlinde E, Schusdziarra V, Neubauer J, Stegmann M, Maier V, Classen M. Contribution of postprandial amino acid levels to stimulation of insulin, glucagon, and pancreatic polypeptide in humans. Pancreas. 1992;7:698–704. doi: 10.1097/00006676-199211000-00011. [PubMed] [Cross Ref]

Van Loon LJ, Kruijshoop M, Menheere PP, Wagenmakers AJ, Saris WH, Keizer HA. Amino Acid ingestion strongly enhances insulin secretion in patients with long-term type 2 diabetes. Diabetes Care. 2003;26:625–630. doi: 10.2337/diacare.26.3.625. [PubMed] [Cross Ref]

Gannon MC, Nuttall FQ. Amino acid ingestion and glucose metabolism – A review.IUBMB Life. 2010;62:660–668. doi: 10.1002/iub.375. [PubMed] [Cross Ref]

Frid AH, Nilsson M, Holst JJ, Bjorck IME. Effect of whey on blood glucose and insulin responses to composite breakfast and lunch meals in type 2 diabetic subjects.Am J ClinNutr. 2005;82:69–75. [PubMed]

Stenberg M, Marko-Varga G, Oste R. Enantioseparation of d- and l-amino acids by a coupled system consisting of an ion-exchange column and a chiral column and determination of d-aspartic acid and d-glutamic acid in soy products. Food Chem. 2002;79:507–512. doi: 10.1016/S0308-8146(02)00215-7. [Cross Ref]

Krarup T, Madsbad S, Moody AJ, Regeur L, Faber OK, Holst JJ, Sestoft L. Diminished immunoreactive gastric inhibitory poly-peptide response to a meal in newly diagnosed type I (insulin-dependent) diabetics. J ClinEndocrinolMetab. 1983;56:1306–1312. doi: 10.1210/jcem-56-6-1306. [PubMed] [Cross Ref]

Orskov C, Rabenhoj L, Wettergren A, Kofod H, Holst JJ. Tissue and plasma concentrations of amidated and glycine-extended glucagon-like peptide I in humans. Diabetes. 1994;43:535–539. doi: 10.2337/diabetes.43.4.535. [PubMed] [Cross Ref]

Salehi A, Chen D, Hakanson R, Nordin G, Lundquist I. Gastrectomy induces impaired insulin and glucagon secretion: evidence for a gastro-insular axis in mice. J Physiol. 1999;514(Pt 2):579–591. [PMC freearticle] [PubMed]

Salehi A, Vieira E, Gylfe E. Paradoxical Stimulation of Glucagon Secretion by High Glucose Concentrations. Diabetes. 2006;55:2318–2323. doi: 10.2337/db06-0080. [PubMed] [Cross Ref]

Lundquist I, Panagiotidis G, Salehi A. Islet acid glucan-1,4-alpha-glucosidase: a putative key enzyme in nutrient-stimulated insulin secretion. Endocrinology. 1996;137:1219–1225. doi: 10.1210/en.137.4.1219. [PubMed] [Cross Ref]

Panagiotidis G, Salehi AA, Westermark P, Lundquist I. Homologous islet amyloid polypeptide: effects on plasma levels of glucagon, insulin and glucose in the mouse. Diabetes Res ClinPract. 1992;18:167–171. doi: 10.1016/0168-8227(92)90142-E. [PubMed] [Cross Ref]

Jimenez-Feltstrom J, Salehi A, MeiduteAbaraviciene S, Henningsson R, Lundquist I. Abnormally decreased NO and augmented CO production in islets of the leptin-deficient ob/ob mouse might contribute to explain hyperinsulinemia and islet survival in leptin-resistant type 2 obese diabetes.

RegulPept. 2011;170:43–51. doi: 10.1016/j.regpep.2011.04.011. [PubMed] [Cross Ref]

Trümper A, Trümper K, Trusheim H, Arnold R, Göke B, Hörsch D. Glucose-Dependent Insulinotropic Polypeptide Is a Growth Factor for β (INS-1) Cells by Pleiotropic Signaling. MolEndocrinol. 2001;15:1559–1570. doi: 10.1210/me.15.9.1559. [PubMed] [Cross Ref]

Asmar M, Holst JJ. Glucagon-like peptide 1 and glucose-dependent insulinotropic polypeptide: new advances. CurrOpinEndocrinol Diabetes Obes. 2010;17:57–62. [PubMed]

Yabe D, Seino Y. Two incretin hormones GLP-1 and GIP: Comparison of their actions in insulin secretion and [beta] cell preservation. ProgBiophysMol Biol. In Press, Corrected Proof. [PubMed]

Veldhorst MAB, Nieuwenhuizen AG, Hochstenbach-Waelen A, van Vught AJAH, Westerterp KR, Engelen MPKJ, Brummer R-JM, Deutz NEP, Westerterp-Plantenga MS. Dose-dependent satiating effect of whey relative to casein or soy. PhysiolBehav. 2009;96:675–682. doi: 10.1016/j.physbeh.2009.01.004. [PubMed] [Cross Ref]

Ronner P, Naumann CM, Friel E. Effects of glucose and amino acids on free ADP in betaHC9 insulin-secreting cells. Diabetes. 2001;50:291–300. doi: 10.2337/diabetes.50.2.291. [PubMed] [Cross Ref]

Zander M, Madsbad S, Madsen JL, Holst JJ. Effect of 6-week course of glucagon-like peptide 1 on glycaemic control, insulin sensitivity, and beta-cell function in type 2 diabetes: a parallel-group study. Lancet. 2002;359:824–830. doi: 10.1016/S0140-6736(02)07952-7. [PubMed] [Cross Ref]

Solerte SB, Fioravanti M, Locatelli E, Bonacasa R, Zamboni M, Basso C, Mazzoleni A, Mansi V, Geroutis N, Gazzaruso C. Improvement of Blood Glucose Control and Insulin Sensitivity During a Long-Term (60 Weeks) Randomized Study with Amino Acid Dietary Supplements in Elderly Subjects with Type 2 Diabetes Mellitus. Am J Cardiol. 2008;101:S82–S88. [PubMed]

Solerte SB, Gazzaruso C, Bonacasa R, Rondanelli M, Zamboni M, Basso C, Locatelli E, Schifino N, Giustina A, Fioravanti

M. Nutritional Supplements with Oral Amino Acid Mixtures Increases Whole-Body Lean Mass and Insulin Sensitivity in Elderly Subjects with Sarcopenia. Am J Cardiol. 2008;101:S69–S77. [PubMed]

Boirie Y, Dangin M, Gachon P, Vasson M-P, Maubois J-L, Beaufrére B. Slow and fast dietary proteins differently modulate postprandial protein accretion. ProcNatlAcad Sci. 1997;94:14930–14935. doi: 10.1073/pnas.94.26.14930. [PMC free article] [PubMed] [Cross Ref]

Calbet JA, Holst JJ. Gastric emptying, gastric secretion and enterogastrone response after administration of milk proteins or their peptide hydrolysates in humans.Eur J Nutr. 2004;43:127–139. doi: 10.1007/s00394-004-0448-4. [PubMed] [Cross Ref]

Zemel: Mechanisms of Dairy Modulation of Adiposity, in: J. Nutr. 133: 252S–256S, 2003.

Ders.: Role of calcium and dairy products in energy partitioning and weight management, in: Am. J. Clin. Nutr. 2004 May;79(5):907S–912S.

Cow's Milk and Linear Growth in Industrialized and Developing Countries.

Hoppe C, Mølgaard C, Michaelsen KF.

Department of Human Nutrition and Center for Advanced Food Studies, The Royal Veterinary and Agricultural University, DK-1958 Frederiksberg C, Denmark.

http://www.diabetes-ratgeber.net/Blutzucker/Auch-Fett-und-Eiweiss-koennen-den-Blutzucker-beeinflussen-125209.html

The Effects of Fat and Protein on Glycemic Responses in Nondiabetic Humans Vary with Waist Circumference, Fasting Plasma Insulin, and Dietary Fiber Intake[11] Department of Nutritional Sciences, University of Toronto, Toronto, Ontario M5S 3E2 Canada

http://aesirsports.de/2013/05/fett-kohlenhydrate-in-einer-mahlzeit-wie-reagiert-das-insulin/

Aminosäuren

Molekulare Zellbiologie, Karp, Springer Verlag

Biochemie & Pathobiochemie, Löffler, Springer Verlag

http://www.ncbi.nlm.nih.gov/pubmed/23201839

http://www.ncbi.nlm.nih.gov/pubmed/23211516

http://www.ncbi.nlm.nih.gov/pubmed/19013300

http://www.ncbi.nlm.nih.gov/pubmed/19370045

http://ajpendo.physiology.org/content/288/4/E645.full.pdf+html

http://www.ncbi.nlm.nih.gov/pubmed/21512300

http://www.ncbi.nlm.nih.gov/pubmed/21297567

http://www.team-andro.com/bcaas-und-die-sportliche-leistungsfaehigkeit.html

Protein und Aminosäuren. Arndt K., Albers T. Hand, 2. Auflage Novagenics Verlag 2004

http://www.ncbi.nlm.nih.gov/pubmed/23234413

http://www.ncbi.nlm.nih.gov/pubmed/23224909

http://www.ncbi.nlm.nih.gov/pubmed/23222080

http://www.ncbi.nlm.nih.gov/pubmed/23206286

http://www.ncbi.nlm.nih.gov/pubmed/14974726

http://www.ncbi.nlm.nih.gov/pubmed/23170060

http://www.ncbi.nlm.nih.gov/pubmed/23107717

http://www.ncbi.nlm.nih.gov/pubmed/23154184

http://www.ncbi.nlm.nih.gov/pubmed/22819803

http://www.ncbi.nlm.nih.gov/pubmed/22349209

http://www.ncbi.nlm.nih.gov/pubmed/21461905

http://www.ncbi.nlm.nih.gov/pubmed/21264889

http://www.ncbi.nlm.nih.gov/pubmed/15042451

http://www.ncbi.nlm.nih.gov/pubmed/19423840

http://www.ncbi.nlm.nih.gov/pubmed/17436778

http://www.ncbi.nlm.nih.gov/pubmed/3322511

http://www.ncbi.nlm.nih.gov/pubmed/3322511

http://www.vitalstoffmedizin.com/aminosaeuren/ornithin.html

http://www.ncbi.nlm.nih.gov/pubmed/23239980

Citrullin

http://de.wikipedia.org/wiki/Citrullin
http://www.pharmawiki.ch/wiki/index.php?wiki=Citrullin
http://www.ncbi.nlm.nih.gov/pubmed/21664351
http://www.ncbi.nlm.nih.gov/pubmed/21154265
http://www.ncbi.nlm.nih.gov/pubmed/20499249
http://www.ncbi.nlm.nih.gov/pubmed/20386132
http://www.ncbi.nlm.nih.gov/pubmed/20386132
http://www.ncbi.nlm.nih.gov/pubmed/19036344
http://www.ncbi.nlm.nih.gov/pubmed/9164703
http://www.ncbi.nlm.nih.gov/pubmed/1909150

Nitrat

http://www.peak.ag/blog/nitrat-ist-gesund-und-nicht-schadlich
http://www.ncbi.nlm.nih.gov/pubmed/23231777
http://www.ncbi.nlm.nih.gov/pubmed/23174856
http://www.ncbi.nlm.nih.gov/pubmed/23075552
http://www.ncbi.nlm.nih.gov/pubmed/23070702
http://www.ncbi.nlm.nih.gov/pubmed/23042905
http://www.ncbi.nlm.nih.gov/pubmed/23020760
http://www.ncbi.nlm.nih.gov/pubmed/22687611

GPLC

http://www.ncbi.nlm.nih.gov/pubmed/19341458
http://www.ncbi.nlm.nih.gov/pubmed/20979659
http://www.ncbi.nlm.nih.gov/pubmed/22260513
http://www.ncbi.nlm.nih.gov/pubmed/19266389
http://www.ncbi.nlm.nih.gov/pubmed/18272931
http://www.ncbi.nlm.nih.gov/pubmed/18053183

Beta-Alanin

http://www.ncbi.nlm.nih.gov/pubmed/23239676
http://www.ncbi.nlm.nih.gov/pubmed/23201763
http://www.ncbi.nlm.nih.gov/pubmed/23124893
http://www.ncbi.nlm.nih.gov/pubmed/23075550
http://www.ncbi.nlm.nih.gov/pubmed/23070698
http://www.ncbi.nlm.nih.gov/pubmed/22697405

http://www.ncbi.nlm.nih.gov/pubmed/22476168
http://www.ncbi.nlm.nih.gov/pubmed/22434182
http://www.ncbi.nlm.nih.gov/pubmed/20479615
http://www.ncbi.nlm.nih.gov/pubmed/19841932
http://www.ncbi.nlm.nih.gov/pubmed/19923418
http://www.ncbi.nlm.nih.gov/pubmed/19276843
http://www.ncbi.nlm.nih.gov/pubmed/19214556
http://www.ncbi.nlm.nih.gov/pubmed/19083385
http://www.ncbi.nlm.nih.gov/pubmed/18548362
http://www.ncbi.nlm.nih.gov/pubmed/18335407
http://www.ncbi.nlm.nih.gov/pubmed/17690198
http://www.ncbi.nlm.nih.gov/pubmed/16397147

Creatin

http://www.ncbi.nlm.nih.gov/pubmed/21505752
http://www.ncbi.nlm.nih.gov/pubmed/20026378
http://www.ncbi.nlm.nih.gov/pubmed/22817979
http://www.ncbi.nlm.nih.gov/pubmed/22971354
http://www.ncbi.nlm.nih.gov/pubmed/22808713
http://www.ncbi.nlm.nih.gov/pubmed/22694348
http://www.ncbi.nlm.nih.gov/pubmed/22080314
http://www.ncbi.nlm.nih.gov/pubmed/22032491

L-Carnitine

http://www.ncbi.nlm.nih.gov/pubmed/23223967
http://www.ncbi.nlm.nih.gov/pubmed/22907308
http://www.ncbi.nlm.nih.gov/pubmed/23089708
http://www.ncbi.nlm.nih.gov/pubmed/23075564
http://www.ncbi.nlm.nih.gov/pubmed/21505960
http://www.ncbi.nlm.nih.gov/pubmed/20045157

Koffein

http://www.ncbi.nlm.nih.gov/pubmed/23241646
http://www.ncbi.nlm.nih.gov/pubmed/22975786
http://www.ncbi.nlm.nih.gov/pubmed/22673619
http://www.ncbi.nlm.nih.gov/pubmed/22721876
http://www.ncbi.nlm.nih.gov/pubmed/22658588

http://www.ncbi.nlm.nih.gov/pubmed/22459614
http://www.ncbi.nlm.nih.gov/pubmed/21832305
http://www.ncbi.nlm.nih.gov/pubmed/21346110
http://www.ncbi.nlm.nih.gov/pubmed/20521321
http://www.ncbi.nlm.nih.gov/pubmed/21207054
http://www.ncbi.nlm.nih.gov/pubmed/20180783
http://www.ncbi.nlm.nih.gov/pubmed/19999796
http://docs.lib.purdue.edu/dissertations/AAI3373110/
http://www.ncbi.nlm.nih.gov/pubmed/11934664
http://0-ajpendo.physiology.org.library.pcc.edu/content/294/3/
    E582.full
https://www.manage.com/check.pic?path=events%5C176%5
    Cabstract%5C25307%5C343687_554.pdf
http://www.ncbi.nlm.nih.gov/pubmed/3431374
http://www.ncbi.nlm.nih.gov/pubmed/15213023
http://www.ncbi.nlm.nih.gov/pubmed/11815511
http://www.ncbi.nlm.nih.gov/pubmed/21046357
http://www.ncbi.nlm.nih.gov/pubmed/11872654

Synephrin

http://www.ncbi.nlm.nih.gov/pubmed/22306011
http://www.ncbi.nlm.nih.gov/pubmed/21537493
http://www.ncbi.nlm.nih.gov/pubmed/20217639

Tribulus Terrestris, Fenugreek

http://www.ncbi.nlm.nih.gov/pubmed/19781624
http://www.ncbi.nlm.nih.gov/pubmed/17767762
http://www.ncbi.nlm.nih.gov/pubmed/22368416
http://www.ncbi.nlm.nih.gov/pubmed/15994038
http://www.ncbi.nlm.nih.gov/pubmed/12127159
http://www.ncbi.nlm.nih.gov/pubmed/10997957
http://www.ncbi.nlm.nih.gov/pubmed/21116018
http://www.ncbi.nlm.nih.gov/pubmed/21312304

HMB

http://www.ncbi.nlm.nih.gov/pubmed/10966150
http://www.antidoping.ch/download/2143/de/

Charantin

http://www.pharmazeutische-zeitung.de/index.
   php?id=pharm6_50_2004

http://www.heilpraxisnet.de/naturheilpraxis/studie-bitter-
   melone-gegen-brustkrebs-10518.php

http://en.wikipedia.org/wiki/Charantin

http://www.ncbi.nlm.nih.gov/pubmed/23203059

http://www.ncbi.nlm.nih.gov/pubmed/22493531

http://www.ncbi.nlm.nih.gov/pubmed/8389127

4-Hydroxy-Isoleucin

http://www.ncbi.nlm.nih.gov/pubmed/18680121

http://www.ncbi.nlm.nih.gov/pubmed/22610671

http://www.ncbi.nlm.nih.gov/pubmed/17710365 (Keine Wirkung)

http://www.ncbi.nlm.nih.gov/pubmed/15082420

MHCP

http://www.ncbi.nlm.nih.gov/pubmed/9762007

http://www.ncbi.nlm.nih.gov/pubmed/15002064

http://www.ncbi.nlm.nih.gov/pubmed/14625128

http://www.ncbi.nlm.nih.gov/pubmed/23157193

http://www.ncbi.nlm.nih.gov/pubmed/23102179

http://www.ncbi.nlm.nih.gov/pubmed/22579946

Pinitol

http://www.ncbi.nlm.nih.gov/pmc/articles/PMC1572278/

http://www.ncbi.nlm.nih.gov/pubmed/20460718

http://www.ncbi.nlm.nih.gov/pubmed/20370563

http://www.ncbi.nlm.nih.gov/pubmed/19858753

Chrom

http://www.ncbi.nlm.nih.gov/pubmed/16730719

http://customers.hbci.com/~wenonah/hydro/crbacker.htm

http://www.ncbi.nlm.nih.gov/pubmed/15208835

HCA

http://www.ncbi.nlm.nih.gov/pubmed/21824444

http://ajcn.nutrition.org/content/72/6/1445.full

http://www.ncbi.nlm.nih.gov/pubmed/15715893

http://diabetes.diabetesjournals.org/content/53/2/330.full

http://www.ncbi.nlm.nih.gov/pubmed/17095924

http://www.ncbi.nlm.nih.gov/pmc/articles/PMC2895000/

Alles was stark macht, W. Dubbels, 1. Auflage Book on Demand Verlag 2012

Bewerten Sie dieses Buch auf unserer Homepage!

www.novumverlag.com

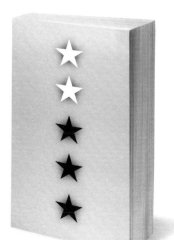

Der Autor

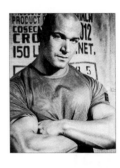

Holger Gugg absolvierte diverse Ausbildungen im Bereich Sport, Ernährung und Trainingslehre. Seit mehr als 10 Jahren arbeitet er freiberuflich auf internationaler Ebene als Ernährungs-Coach und betreibt selbst aktiven Leistungssport. Neben etlichen Fachartikeln zum Thema Sporternährung ist HBN „Human Based Nutrition" seine erste Buchveröffentlichung.

novum 🪶 VERLAG FÜR NEUAUTOREN

Der Verlag

„Semper Reformandum", der unaufhörliche Zwang
sich zu erneuern begleitet die novum publishing gmbh
seit Gründung im Jahr 1997. Der Name steht für etwas
Einzigartiges, bisher noch nie da Gewesenes.
Im abwechslungsreichen Verlagsprogramm finden sich
Bücher, die alle Mitarbeiter des Verlages sowie den
Verleger persönlich begeistern, ein breites Spektrum
der aktuellen Literaturszene abbilden und in den
Ländern Deutschland, Österreich und der Schweiz
publiziert werden.
Dabei konzentriert sich der mehrfach prämierte Verlag
speziell auf die Gruppe der Erstautoren und gilt als Ent-
decker und Förderer literarischer Neulinge.

**Neue Manuskripte sind jederzeit herzlich
willkommen!**

novum publishing gmbh
Rathausgasse 73 · A-7311 Neckenmarkt
Tel: +43 2610 431 11 · Fax: +43 2610 431 11 28
Internet: office@novumverlag.com · www.novumverlag.com